DEN ALLTAG MEISTERN MIT ADHS

MEREDITH CARDER

DEN ALLTAG MEISTERN MIT ADHS

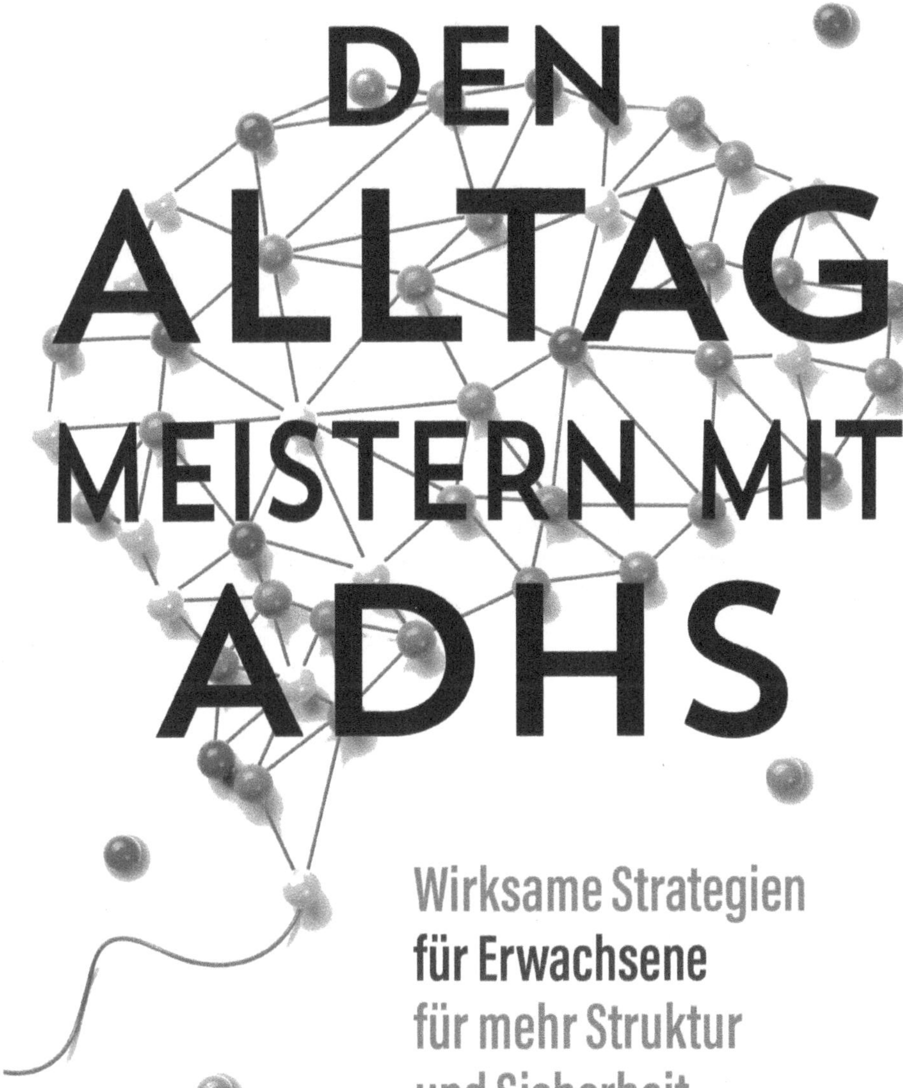

Wirksame Strategien
für Erwachsene
für mehr Struktur
und Sicherheit

südwest

Für all jene, die angeblich zu viel reden und Traumtänzer sind – mögen eure Stimmen gehört und eure Träume Wirklichkeit werden.

Inhalt

EINLEITUNG

Plötzlich ergibt alles Sinn

Ich dachte, ich wüsste, wie ADHS aussieht, und passte nicht ins Profil. Mein Leben als Mama im Alter von 30+ entsprach dem ADHS-Bild in meinem Kopf nicht im Geringsten. Dieses Bild zeigte einen Jungen, der im Unterricht nicht still sitzen konnte. Klar hatte ich mit Organisation, Motivation und Durchhaltevermögen zu kämpfen, doch hielt ich diese Mängel für Charakterfehler, die ich im Laufe der Zeit zu kaschieren gelernt hatte.

Tatsächlich hatte ich so viele Menschen erfolgreich davon überzeugt, alles im Griff zu haben, dass eine meiner größten Ängste in der Bloßstellung dieser »Charakterfehler« bestand. Dann kam der Tag, an dem ich die Fragebogen für die neuropsychologische Beurteilung meiner Tochter ausfüllte. Als ich die verschiedenen Fragen bezüglich ihrer Probleme mit Konzentration, Hyperaktivität, Impulsivität, Motivation und dergleichen mehr beantwortete, fiel mir auf, dass alles auch auf mich zutraf. Damit war meine Neugier geweckt, und ich fragte mich zum ersten Mal, ob ich vielleicht auch ADHS hatte.

Ich könnte jetzt sagen, dass mir damals ein Licht aufging, doch das würde der Komplexität der Sache nicht gerecht. Ich hatte eher das Gefühl gehabt, in einer mysteriösen alten Villa zu leben, in der das Licht absichtlich gedimmt gewesen war. Jedes Mal, wenn ich etwas Neues über ADHS las, war es, als stürzte jemand in ein Zimmer, von dem ich noch nicht einmal wusste, dass es da war, und flutete es mit Licht. Und während ein Zimmer nach dem anderen immer heller wurde, bekam ich das Gefühl, dass viele Tatsachen in meinem Leben, die ich mir bislang nicht erklären konnte, zum ersten Mal überhaupt einen Sinn ergaben. Das grelle Licht machte es zwar schwieriger, all den Staub und die Spinnweben zu ignorieren, gleichzeitig aber offenbarte es eine Schönheit in der Architektur, die zu bemerken es zuvor zu dunkel gewesen war. Zu begreifen, dass ich ADHS hatte, schenkte mir die Fähigkeit, die ich brauchte, um mein zwar unvollkommenes, aber einzigartiges Zuhause akzeptieren und in die Arme schließen zu können.

Nach dieser ersten Erleuchtung verschlang ich jede Information über ADHS, die ich in die Finger bekam. Ich las Blogeinträge, Zeitschriftenartikel und die wenigen Bücher, die es zu diesem Thema gab, doch irgendetwas fehlte. Der Großteil dessen, was ich las, bestand aus klinischen Studien oder drehte sich um Kinder. Einiges Wenige ließ mich sogar mit dem niederschmetternden Gefühl zurück, das eine oder andere »neurotypische« – also in neurologischer Hinsicht »normale« – Individuum betrachte ADHSler als schwierig oder als ein Problem, das gelöst werden muss. Ich sehnte mich nach einem Buch, das die ganz realen Probleme, vor die sich Menschen mit ADHS gestellt sehen, weder dramatisierte noch kleinredete und das mir gleichzeitig Hoffnung gab, im Einklang mit meiner Diagnose authentisch, als ich selbst, leben zu können.

Diese Hoffnung erfüllte sich schließlich, allerdings weder in einem Artikel noch im Ratgeberregal einer Buchhandlung, sondern in den Gesprächen, die ich im Rahmen meines ADHS-Coach-Zertifizierungsprogramms mit anderen führte. In den Tränen, die mir und meinen Freundinnen und Freunden über die Wangen liefen, als ich ihnen von meiner Diagnose erzählte. Einige von ihnen überraschten mich mit eigenen Geschichten. Diese Hoffnung nahm noch zu, als ich öffentlich, etwa auf Instagram, über ADHS zu sprechen begann. Ich war regelrecht perplex darüber, wie schnell meine Angst vor Verurteilung durch ein tief empfundenes Gefühl von Wertschätzung und Dankbarkeit abgelöst wurde.

Ich hatte das Privileg, an unzähligen Gesprächen mit ADHSlern aller Altersstufen und aus allen Teilen der Welt teilnehmen zu dürfen. An jedem einzelnen Tag, den ich damit verbrachte, meine Online-Community von Erwachsenen mit ADHS zu coachen, durfte ich Zeuge der Widerstandskraft, der Kreativität und des Mitgefühls werden, über die wir verfügen. Aus diesen Erfahrungen und Erlebnissen schöpfte ich eine Unmenge von Fakten, Strategien und Hacks, die alle eines ganz deutlich zeigen: die Stärken und Vorzüge eines ADHS-Gehirns. Sie haben mir aber noch etwas Wichtigeres gezeigt: dass ich nicht allein bin.

Gelegentlich fragt man mich, ob ich, wenn ich wählen könnte, lieber nicht ADHS hätte. Stellte man mir diese Frage an einem Tag, an dem ich mich überfordert fühle oder an Paralyse durch Analyse leide, wäre die Versuchung, Ja zu sagen, sicherlich groß. ADHS ist eine riesige Herausforderung, mit der ich trotz all meines Wissens zu kämpfen habe. Doch selbst an den schwierigsten Tagen gibt es noch immer einen Grund, warum ich mich niemals für ein anderes Gehirn entscheiden würde: meine Tochter.

Als ihre Mutter bekomme ich all ihre Probleme aus erster Hand mit, gleichzeitig sehe ich aber noch so viel mehr: Freundlichkeit, Güte, Humor, unbedingte Neugier, Empathie und eine verblüffende Intuition. Mit ausreichend Unterstützung aus der Umgebung und der Freiheit, ganz sie selbst sein zu dürfen, ist sie ein Kind, das sich auf einzigartige und wundervolle Weise entwickelt. Sie genau so zu lieben, wie sie ist, erleichtert es mir, mich selbst zu lieben. Ich würde sie mir niemals anders wünschen, auch nicht im allerkleinsten Detail.

Hätte ich ohne meine ADHS-Symptome noch all meine erstaunlichen Stärken? Für mich lautet die Antwort auf diese – rein hypothetische – Frage, letztlich Nein. Andernfalls müsste ich die Dinge, die ich an mir selbst am meisten liebe, aufgeben, meine unersättliche Neugier etwa, meine kreativen Strategien der Problemlösung oder meine Leidenschaft für Fortschritte. Ich entscheide mich ganz bewusst dafür, weiter am Akzeptieren der schmerzlichen Wahrheiten über ADHS zu arbeiten und dabei gleichzeitig die so ganz andere Träumerin in mir zu feiern.

Ihre Antwort fällt vielleicht anders aus, ist aber genauso gültig wie meine. Ich weiß nichts von Ihren persönlichen Kämpfen. Ich weiß nur, dass sich Ihr Zugang zu Unterstützung oder Ihr Einfluss auf Ihre Umgebung zweifelsohne von meinen unterscheiden. Aber egal ob wir unser ADHS-Gehirn lieber behalten oder austauschen würden: Vor diese Wahl werden wir nie gestellt.

Unsere Geschichten, Kämpfe oder Stärken mögen voneinander abweichen, doch eines haben wir gemeinsam: die Erfahrung, in einer Welt zu leben, die auf ein anderes Gehirn als das unsere zugeschnitten ist. Dass unser Gehirn von der Norm abweicht, haben viele von uns für den Großteil ihres Lebens nicht einmal erkannt. Bei dem Nebel der Überforderung, den unsere Probleme unweigerlich erzeugen, ist es kein Wunder, dass wir es schwer hatten, unsere Stärken zu sehen. Und dass wir uns jahrelang für unsere vermeintlichen Charakterfehler geschämt haben, machte den Nebel nur noch dichter. Erst mit dem Licht des Verstehens können wir allmählich durch ihn hindurchblicken.

Nun ist nicht alles, was man klar und deutlich sehen kann, auch schön. Einiges davon wird sogar ausgesprochen schmerzlich sein. Doch schenkt uns diese klarere Sicht, die alles erhellt, was vor uns liegt, die Gelegenheit, einen neuen Pfad einzuschlagen, einen Pfad des Selbstgewahrseins und des Selbstmitgefühls. Endlich ergibt das, was hinter uns liegt, einen Sinn, endlich können wir Hoffnung für die Zukunft schöpfen. Wir können uns mit unserem ADHS-Gehirn versöhnen und ein kreatives, farbenfrohes Leben leben.

Dieses Buch ist für das ADHS-Gehirn gemacht

Als ich mit der Arbeit an diesem Projekt begann, erinnerte ich mich an das Buch, das ich mir vor Jahren gewünscht, das ich aber nie hatte finden können: ein Buch für ADHSler, geschrieben von einem ADHSler. Wir brauchen Strategien, die von den »typischen« Ratschlägen abweichen – von Ratschlägen, denen wir nicht folgen können, weil sie schlicht nicht für ein Gehirn wie das unsere gemacht sind.

Deshalb habe ich mich beim Schreiben auf ein paar Schlüsselaspekte des ADHS-Gehirns konzentriert. Beispielsweise bewegt sich unser Geist häufig eher wie in einem Spinnennetz als in einer geraden Linie. Aus diesem Grund habe ich jedes Kapitel in diesem Buch so verfasst, dass es für sich stehen kann. Da es Sie überfordern könnte, die Kapitel nacheinander von vorn bis hinten zu lesen, dürfen Sie ruhig »springen« und sich zuerst dem zuwenden, was Sie am meisten interessiert. Lesen Sie ruhig auch in Ihrer eigenen Geschwindigkeit, wie niedrig oder hoch diese auch immer sein mag.

Jedes Kapitel beginnt mit einer persönlichen Geschichte darüber, wie sich die ADHS-Symptome im Laufe meines Lebens auf mich ausgewirkt haben. Darin beschreibe ich auch, wie ich mich für sie geschämt und kritisiert habe. Darüber hinaus finden sich Aussagen von Mitgliedern meiner Community, wie sie selbst ADHS erleben. Ich hoffe, dass Sie sich mit einigen dieser Geschichten identifizieren können, sich darin sehen können, sodass Sie sich weniger allein fühlen. Die meisten Menschen sehnen sich nach Verbundenheit und dem Gefühl der Zugehörigkeit; dieses Buch macht Sie gemeinsam mit mir und den Menschen, deren Geschichten Sie hier lesen, hoffentlich zu einem Teil der Community.

Da ADHSler im Allgemeinen wissen wollen, warum etwas ist, wie es ist, erkläre ich die wichtigsten Schwierigkeiten, vor die wir uns gestellt sehen, und nenne Gründe, warum wir diese Schwierigkeiten haben. Häufig zeige ich dabei auf, dass eine bestimmte »Schwierigkeit« auch eine unserer größten Stärken sein kann. Die Kapitel schließen mit Strategien, die Ihnen dabei helfen sollen, direkt mit Ihrem ADHS-Gehirn zu arbeiten; sie erleichtern Ihnen das Leben und bauen auf den Stärken auf, die Sie zu dem Menschen machen, der Sie sind. Ich hoffe, Sie probieren die Vorschläge aus, die Sie interessieren. Und ich hoffe, Sie fühlen sich nicht schuldig oder unter Druck gesetzt, wenn Sie die Vorschläge, die Sie nicht ansprechen, übergehen.

Mit ADHS zu leben ist hart. Es ist aber noch viel härter, wenn wir gar nicht wissen, dass wir ADHS haben, oder es nicht verstehen. Stigmatisierungen, Fehlinformationen und mangelnde Ressourcen haben einer großen Anzahl von ADHSlern die Informationen vorenthalten, die sie brauchen, um ihr Leben auf eine Art und Weise zu strukturieren, die für ihr Gehirn Sinn ergibt. Durch die Schwierigkeiten, die unsere Symptome mit sich bringen, können wir in einen Teufelskreis aus empfundenem Versagen, Vermeidungsstrategien, Schuld- und Schamgefühlen geraten. Vielleicht wollen wir uns daraus befreien – doch dazu müssen wir erst einmal wissen, dass wir uns in einem Teufelskreis befinden. Wenn wir unser Verständnis von ADHS nicht vertiefen, greifen wir vielleicht unwissentlich immer wieder auf alte Gedankenmuster und Verhaltensweisen zurück, die uns in diesem Teufelskreis gefangen halten. Dann beginnen wir womöglich zu glauben, wir selbst seien das Problem und schlicht »kaputt«. Dieses Buch kann Sie nicht »reparieren«, Ihnen aber hoffentlich dabei helfen, die falsche Überzeugung, Sie seien ein Gegenstand, der repariert werden müsste, abzulegen. Vielleicht kann ein besseres Verständnis von ADHS Sie dazu befähigen, negative Gedanken- und Verhaltenszyklen zu durchbrechen. Am meisten aber hoffe ich, dass Sie durch dieses Buch die Gelegenheit haben, sich fortan mit ausreichend Selbstachtung zu betrachten – und dass für Sie alles ab jetzt etwas mehr Sinn ergibt.

Kapitel 1

AUFMERKSAMKEITS-DYSREGULATION

Ich werde nie vergessen, wie ich vor einigen Jahren hörte, dass autofahrende Teenager mit ADHS eine um 36 Prozent höhere Wahrscheinlichkeit aufweisen, in einen Unfall verwickelt zu werden, als Fahrer ohne ADHS.[1] Für die Mutter eines Kindes mit ADHS eine erschreckende Statistik – mit einer seltsam tröstlichen Komponente. Denn ich hatte endlich eine Erklärung dafür, warum mir das Autofahren so schwerfiel.

Abgesehen von der Angst und dem Trost rief das Lesen der Statistik auch eine Erinnerung in mir wach. Ich war 17 und wartete darauf, dass meine Eltern nach einem Wochenendausflug nach Hause zurückkehrten. Die Stunden fühlten sich wie Tage an, während ich an nichts anderes denken konnte als daran, wie sie wohl auf den neuesten spektakulären Mist reagieren würden, den ich gebaut hatte.

Sie würden sicherlich eine Erklärung verlangen, wie um Himmels willen es mir am Abend zuvor hatte gelingen können, den nigelnagelneuen Minivan meiner Mutter rückwärts in ein McDonald's-Drive-thru-Schild zu setzen. Ebenso wie sie eine Erklärung dafür verlangt hatten, wie es zu den vorherigen beiden von mir verursachten Blechschäden gekommen war. Oder warum ich schon drei Mal in einem Monat von der Polizei angehalten worden war, weil ich vergessen hatte, die Scheinwerfer einzuschalten. Oder warum ich immer wieder die Autoschlüssel im Auto einschloss.

Nach der Erklärung, die sie von mir wollten, suchte ich auch. Warum bekam ich es hinter dem Steuer einfach nicht auf die Reihe? Vielleicht ließ ich mich zu sehr von meinen Beifahrern ablenken. Eine vernünftige Erklärung, aber leider waren mir die Hälfte meiner Missgeschicke unterlaufen, als ich allein im Auto gesessen hatte. War ich nur nachlässig? Schließlich war ich ein Teenager, und die interessieren sich bekanntermaßen ja nur für sich selbst. Doch diese Erklärung fühlte sich ebenfalls nicht richtig an. Wenn es aus Nachlässigkeit geschehen war, warum war ich dann wegen der Kosten und Umstände, die die Unfälle verursachten, so am Boden zerstört?

Nachdem ich stundenlang über diese unbeantwortbaren Fragen nachgegrübelt hatte, kamen meine Eltern schließlich nach Hause.

»Mama, Papa, bitte seid mir nicht böse, aber ich hab Mist gebaut«, sprudelte es aus mir heraus, kaum hatten sie die Tür hinter sich geschlossen. »Ich bin gestern rückwärts in ein McDonald's-Drive-thru-Schild gefahren.«

»Warte mal ... was? Ein McDonald's-Drive-thru-Schild?« Meine Mutter war fassungslos. »Wie kann sowas passieren?«

Während meine Mutter wütend und frustriert war, reagierte

mein Vater anders, leiser – mit resignierter Enttäuschung. Eine Reaktion, die mir viel mehr wehtat als die impulsiven, emotionalen Ausbrüche meiner Mutter.

»Meredith«, sagte er, »wenn du weiter Auto fahren willst, musst du lernen, aufmerksamer zu sein.« Er hatte recht, natürlich; ich hatte nur keine Ahnung, wie ich das anstellen sollte. Ich versuchte, aufmerksam zu sein. Ich gab mir wirklich Mühe, große Mühe, konnte die Unfälle damit aber nicht verhindern.

Wenn ich heute, im Lichte meiner ADHS-Diagnose, auf meine Beziehung zum Straßenverkehr zurückblicke, sehe ich vieles klarer. ADHSler haben Schwierigkeiten mit der Aufmerksamkeitsregulation, und das Führen eines Fahrzeugs erfordert eine Menge an Konzentration über einen längeren Zeitraum hinweg. Zunächst einmal muss man schon beim Starten des Wagens mehrere Aufgaben in der richtigen Reihenfolge erledigen. Dann muss man die Informationen bezüglich des Zielorts verarbeiten, sich also überlegen, wie man dorthin kommt, wohin man will, sich dabei auch noch auf den Verkehr konzentrieren und Ablenkungen ausblenden. Bei all diesen Faktoren wundert es mich nicht, dass mir das Autofahren schwerfällt.

Als ich älter wurde und allmählich an Erfahrung hinter dem Steuer gewann, legte sich meine diesbezügliche Nervosität ein wenig. Mein Gehirn wurde besser darin, sich auf Situationen wie diese zu einzustellen, und auch technische Fortschritte erleichterten mir die Sache. Scheinwerfer, die sich automatisch einschalten, der Blick nach hinten über eine Kamera und das Navi helfen mir enorm. Trotzdem fühle ich mich nach einem Tag des Herumfahrens auch heute noch oft erschöpft und ausgelaugt. Daran kann ich nichts ändern, aber ich kann mir bewusst machen, warum mir das Autofahren so schwerfällt, und so Schutzmechanismen installieren, die sicherstellen, dass ich die geistige Energie für die Konzentration habe, die ich brauche, um mich hinters Steuer zu setzen.

Konzentration und Aufmerksamkeit sind große Herausforderungen für ADHSler, aber je besser wir die damit zusammenhängenden Symptome verstehen, desto besser können wir unser Leben so strukturieren, dass wir nicht dauernd das Gefühl haben, täglich mit einer unsichtbaren Kraft in unserem Kopf ringen zu müssen.

Warum ADHS so viel mehr als ein Aufmerksamkeits»defizit« ist

Ich würde mich gern einmal mit mehreren ADHSlern treffen und gemeinsam mit ihnen einen Blick in unsere Schulzeugnisse werfen. Ich wette, häufig würden wir dort Dinge wie: »Kann sich auf Aufgaben konzentrieren, wenn er will, bleibt aber nicht dran«, »Ist klug, muss aber an seinem Durchhaltevermögen arbeiten« oder »Hat großes Potenzial, macht aber immer wieder Flüchtigkeitsfehler« lesen. Ich würde Kommentare erwarten, die das Bild eines Kindes zeichnen, das sich zwar konzentrieren kann, aber nur unter bestimmten Umständen – nicht eines Kindes mit einem »Aufmerksamkeitsdefizit«.

Aus diesen »unkonzentrierten« Kindern werden Erwachsene, die sich fragen, warum sie sich an einem Tag zwölf Stunden lang superfokussiert auf eine Aufgabe konzentrieren können und am nächsten Tag außerstande fühlen, ihr Gehirn überhaupt einzuschalten. Keiner von ihnen würde vermuten, dass ADHS dahintersteckt: Denn wie kann jemand, der Stunden mit einer Aufgabe verbringt, ein »Aufmerksamkeitsdefizit« haben?

Zu den ersten Dingen, die wir über ADHS wissen müssen, gehört, dass das Gespann »Aufmerksamkeit« und »Defizit« im Namen der Störung für die meisten der Betroffenen keinen Sinn ergibt. Die Mehrheit der ADHSler spricht nicht von einem Defizit, sondern im Gegenteil von einer Überfülle an Aufmerksamkeit. Häufig werden wir von blitzschnellen Gedanken, die uns die Konzentration rauben, bombardiert. Das erweckt dann den Eindruck, wir würden tagträumen oder seien nicht bei der Sache. Deshalb würde der Begriff »Aufmerksamkeitsdysregulation« unsere Konzentrationsprobleme vielleicht treffender beschreiben: Wir haben eher Schwierigkeiten, unsere Aufmerksamkeit zu *kontrollieren* oder zu *lenken*. In der Folge stehen wir vor der beständigen Herausforderung, unsere abgeschweifte Aufmerksamkeit wieder auf die anstehende Aufgabe zurücklenken zu müssen.

»Aufmerksamkeitsdysregulation fühlt sich an, als versuchte eine Million Gedanken (ich übertreibe nur leicht), sich ihren Weg in den Vordergrund zu bahnen«, beschreibt es Kim, ein Mitglied meiner Community. »Einige dieser Gedanken sind relevant, die meisten sind es nicht, einige sind wichtig, andere flüchtig, wieder andere völliger Unsinn. Aber sie kommen alle so schnell herein, dass ich sie weder sortieren noch priorisieren kann.«

Diese *Mammutaufgabe* wird sogar noch schwerer, wenn das, was es gerade zu erledigen gilt, banal oder monoton ist. Unser Gehirn ist von Natur aus so programmiert, dass es nach Interessantem sucht. Müssen wir uns mit etwas beschäftigen, das im Widerspruch zu dem vom Gehirn Gewünschten steht, können wir nicht bei der Sache bleiben. Und die anhaltende Bemühung, die Aufmerksamkeit zurückzulenken, ermüdet und überfordert. Dass sich ADHSler immer wieder aufs Neue konzentrieren müssen, erklärt auch, warum sich so viele von uns ausgelaugter als ihre neurotypischen Mitmenschen fühlen, wenn sie einen ganzen Tag lang hinter dem Steuer sitzen oder am Arbeitsplatz »da« sein mussten.

Ein weiterer vermeintlich paradoxer Aspekt im Zusammenhang mit ADHS und Aufmerksamkeit besteht darin, dass viele ADHSler häufig in einen hoch konzentrierten Zustand verfallen, in dem sie unerreichbar scheinen. Dieser Zustand wird als *Hyperfokus* oder *Hyperfokussierung* bezeichnet. Ist eine Person mit ADHS hyperfokussiert, fühlt sich das für den Betroffenen beinahe so an, als existiere um ihn herum nur noch der Gegenstand der aktuellen Aufmerksamkeit. Der bellende Hund, den er beim Putzen der Küche nicht ausblenden konnte, ist dann, wenn er sich an einem Thema geistig festgebissen hat, kaum mehr wahrnehmbar. Ein hyperfokussierter ADHSler eignet sich vielleicht auch die Fähigkeit an, einem Gespräch in seiner Umgebung aufmerksam zuzuhören zu scheinen. Er nickt und »hmm«t sich seinen Weg durch eine Unterhaltung, erinnert sich durch die Hyperfokussierung auf etwas anderes später jedoch noch nicht einmal mehr daran, dass er an der Unterhaltung überhaupt teilgenommen hat.

Nicht selten genießen ADHSler die intensiven Schübe der Kreativität und Produktivität, die mit diesen Perioden der Hyperfokussierung einhergehen. Viele beschreiben den hyperfokussierten Zustand als Gefühl des Flows, das es ermöglicht, innovative, kreative Projekte fertigzustellen oder ganz ins jeweilige Interessensgebiet einzutauchen. So können sie in kurzer Zeit mehr zustande bringen als ihre neurotypischen Mitbürger, oft mit eindrucksvollen Ergebnissen. Für viele ADHSler ist dieser Zustand ausgesprochen erstrebenswert.

Wichtig zu wissen ist dabei jedoch, dass die Vorzüge der Hyperfokussierung, so schön sie auch sind, ihren Preis haben. Wird der Zustand unterbrochen, kann das sehr schmerzhaft sein. Viele Betroffene berichten von extremem Gereizt- und Frustriertsein, wenn sie gezwungen sind, ihre Aufmerksamkeit vom Gegenstand der Hyperfokussierung abzuziehen. Darüber hinaus verpassen wir in diesem Zustand öfter auch wichtige Meetings und andere Alltagsverpflichtungen. Wir haben das Gefühl, die Zeit stehe still, und verlieren zu Erledigendes aus den Augen. Mir ist es als Mutter mehr als einmal passiert, dass ich mich voll und ganz auf ein Projekt konzentriert und darüber vergessen habe, meine Kinder von der Schule abzuholen.

Allerdings hat die Hyperfokussierung nicht nur Einfluss auf unser Berufs- und Privatleben, sie kann sich auch auf unsere physische Gesundheit auswirken. Sind wir hyperfokussiert, nehmen wir körperliche Signale, wie Durst, Müdigkeit oder Hunger, weniger wahr (zum Umgang mit Ernährungsproblemen siehe auch Kapitel 13). Das kann einen ganzen Rattenschwanz an negativen Folgen haben. Manche ADHSler lassen über längere Zeiträume hinweg Mahlzeiten aus, weil sie so in ihr Projekt vertieft sind, dass sie den Hunger entweder nicht spüren oder ignorieren. Erst wenn sie wieder aus dieser »Versenkung« auftauchen, wird ihnen bewusst, dass sie vor Unterzuckerung schon Kopfschmerzen haben und den Kühlschrank leer essen könnten. Andere arbeiten bis in die Puppen und schlafen zu wenig. Beides kann zu massiven Energieabfällen führen, die ich gern als Hyperfokus-Kater bezeichne. Haben wir unsere Energiereserven über längere Zeit nicht aufgefüllt, bezahlen wir dafür mit verlorenen Tagen, an denen wir uns zu nichts aufraffen und schon gar nicht auf etwas konzentrieren können.

Zum Glück können wir uns Fähigkeiten aneignen, die die Auswirkungen dieser außergewöhnlichen Vertiefung auf unser Leben abmildern, und uns Strategien angewöhnen, die uns bei der Aufmerksamkeitsregulation helfen.

Strategien zur Regulierung von Aufmerksamkeit und Konzentration

Wenn auch Sie Schwierigkeiten haben, ihre Aufmerksamkeit zu regulieren, können Sie es mit den folgenden Strategien probieren, die Ihnen dabei helfen, konzentriert zu bleiben, wenn Sie konzentriert sein müssen. Zudem finden Sie ein paar Tipps, wie Sie besser mit Hyperfokussierung umgehen können. Denn auch wenn Sie diesen Zustand genießen, ist es sinnvoll zu wissen, wie Sie ihn so lange unterbrechen können, dass Sie sich um körperliche Bedürfnisse und Alltagsverpflichtungen kümmern können. Ohne solche Werkzeuge könnte die Hyperfokussierung mehr Schaden anrichten als Gutes bewirken.

Finden Sie heraus, zu welchen Tageszeiten es Ihrem Gehirn leichtfällt zu arbeiten

Alle Menschen haben Tageszeiten, zu denen sie sich besser konzentrieren können als zu anderen Zeiten. Vielleicht wissen Sie intuitiv bereits, wann das bei Ihnen der Fall ist; wenn nicht, können Sie diesen Rhythmus identifizieren. Halten Sie schriftlich fest, wann Sie mit einer Aufgabe beginnen und wann Sie mit ihr fertig sind. Schreiben Sie dazu, ob Ihr Geist dabei oft abschweifte oder Sie sich gut konzentrieren konnten. Tun Sie das mehrere Tage hintereinander, werden Sie Ihre optimalen »Konzentrationszeitfenster« leicht erkennen können. Wählen Sie für diese Zeitfenster dann absichtlich die Aufgaben, die Ihr höchstes Maß an Konzentration erfordern. Heben Sie sich leichter anzugehende und kürzere Aufgaben für die Zeit außerhalb dieser Fenster auf. Schaffen wir es, unseren Zeitplan mit diesem Muster oder Rhythmus in Einklang zu bringen, werden wir uns seltener geistig erschöpft fühlen.

Machen Sie sich Bewegung zunutze

Mit Bewegung oder Sport können ADHSler ihre Konzentration effektiv steigern. Das belegen auch wissenschaftliche Studien. Zudem werden beim Sport »Wohlfühlstoffe«, sogenannte Neurotransmitter, wie Dopamin und Serotonin ausgeschüttet. Planen Sie die Bewegung zu Tageszeiten ein, zu denen Sie am konzentriertesten sein müssen. Viele ADHSler berichten davon, dass morgendliche Herz-Kreislauf-Übungen ihnen helfen, mit Schwung in den Tag zu kommen, und ihre Fähigkeit, aufmerksam zu sein, erhöhen. Ein kleines Training in der Mittagspause ist ein ausgesprochen wirksames Mittel zur Bekämpfung des Nachmittagstiefs.

Experimentieren Sie mit unterschiedlichen Umgebungen

Die beste Umgebung zur Aufrechterhaltung der Konzentration ist eine Umgebung frei von Reizen und Ablenkungen? Für manche Menschen mag das auch stimmen, doch funktioniert das ADHS-Gehirn nicht unbedingt auf diese Weise. (Wir haben sowohl mit Reizüberflutung als auch mit Unterstimulation zu kämpfen, siehe Kapitel 6 und 7.) Ich habe nie weniger geleistet als zu der Zeit, zu der ich in einem ruhigen Büro mit kahlen weißen Wänden, ohne Fenster und ohne Kollegen in der Nähe saß. Als ich dann mein Laptop nahm und für einige Stunden am Stück in der Cafeteria arbeitete, steigerte dies meine Produktivität dramatisch. Überlegen Sie, wie Ihr Sweet Spot hinsichtlich Stimulation in Ihrer Arbeitsumgebung aussehen könnte. Vielleicht brauchen Sie unabhängig von Ihnen tätige Menschen um sich herum und klassische Musik über Kopfhörer in den Ohren, um optimal arbeiten zu können. Wahrscheinlich ändert sich Ihre ideale Umgebung auch häufig, doch trauen Sie sich, hier auch zu unkonventionellen Lösungen zu greifen.

Schenken Sie Ihrem Gehirn täglich auch unstrukturierte Zeit

Es kann ziemlich erschöpfend sein, Ihr Gehirn immer wieder dazu zu zwingen, sich über längere Zeiträume hinweg zu konzentrieren. Wenn es gar nicht mehr will, sollten Sie dies respektieren: Legen Sie also eine Pause ein und gestatten Sie Ihrem Geist abzuschweifen. Manche finden Meditationen oder stille Spaziergänge – ohne Musik oder Podcasts – hilfreich. Versuchen Sie nicht, Ihre Gedanken zu kontrollieren, lassen Sie sie einfach kommen und gehen. Es spielt keine Rolle, wohin Ihr Geist abschweifen will, wichtig ist, dass er es darf. Fällt Ihnen auf, dass sich Ihre Gedanken mehr auf Wanderschaft begeben, als es beim Autofahren oder anderen Aufgaben, die Konzentration erfordern, ratsam ist, könnte dies ein Anzeichen dafür sein, dass Sie dem Abschweifen der Gedanken zu wenig Raum gegeben haben.

Schaffen Sie sich einen »Ideenparkplatz«

Im Zustand der Hyperfokussierung haben wir manchmal Angst, dass uns unsere kreativsten Ideen verloren gehen, wenn wir diesen Zustand verlassen. Oder dass wir die nächsten Schritte in einem Projekt vergessen, wenn wir es nicht am Stück zu Ende bringen. Hier hilft der »Ideenparkplatz«. Schaffen Sie sich ein System, in dem Sie Ihre Ideen festhalten können, wenn Sie die Hyperfokussierung beenden müssen. Das könnte eine Datei auf Ihrem Handy sein, in der Sie diese Ideen sammeln, vielleicht bevorzugen Sie aber auch Sprachnotizen. Oder Sie nehmen Ihre Zuflucht zu dem guten alten Notizzettel: Schreiben Sie sich auf, was Sie nicht vergessen wollen, und nehmen Sie die Notiz wieder zur Hand, wenn Sie die Arbeit an Ihrer Aufgabe oder Ihrem Projekt fortsetzen.

Legen Sie sich Vorräte an nährstoffdichten Snacks an

Eine der größten negativen Auswirkungen der Hyperfokussierung ist eine gestörte Nahrungsaufnahme. Wenn Sie Mühe haben, regelmäßige Pausen zum Essen und Trinken einzuhalten, können Sie Snacks an Ihrem Arbeitsplatz bereithalten, sodass Sie weiterarbeiten können, Ihr Körper dabei aber nicht zu kurz kommt. Je mehr Hindernisse Sie diesbezüglich aus dem Weg räumen, desto leichter wird es Ihnen fallen, sich um die Bedürfnisse Ihres Körpers zu kümmern.

Vertrauen Sie nicht darauf, dass Ihr Gehirn Sie an die Nahrungsaufnahme erinnert

Viele ADHSler nehmen die Hunger- und Durstsignale ihres Körpers nicht wahr, wenn sie sich in einem hoch konzentrierten Zustand befinden. Hier können Angewohnheiten, die an das Auffüllen der Energiereserven erinnern, hilfreich sein. Schreiben Sie sich das Mittagessen oder die Kaffeepause beispielsweise als Meeting in Ihren Kalender und lassen Sie sich elektronisch daran erinnern. Mit der Zeit gewöhnt sich Ihr Gehirn daran, regelmäßige Pausen zum Essen einzulegen. Bis es soweit ist, dauert es etwas und erfordert auch ein wenig Übung, doch die Mühe lohnt sich. Ist es als Angewohnheit etabliert, wirkt es sich ungeheuer positiv auf Ihre Energiereserven aus.

Etablieren Sie eine Übergangsroutine

Besonders schwer fällt es ADHSlern, den Zustand der Hyperfokussierung beenden zu müssen, um einer Verpflichtung nachzukommen – etwa ein Kind von der Schule abzuholen oder an einem Meeting teilzunehmen. Warten wir mit dem Beenden bis zur allerletzten Sekunde, »weigert« sich die Konzentration häufig loszulassen. Dann fahren wir zwar zur Schule, sind aber noch dermaßen in unsere Gedanken vertieft, dass wir nur durch das Hupen des Fahrers hinter uns aufgeweckt werden. Oder wir sitzen im Meeting, werden angesprochen und haben keine Ahnung, was von uns erwartet wird. Solche Situationen können nicht nur peinlich, sondern auch gefährlich sein.

Bauen Sie deshalb Phasen ein, in denen Sie von dem einen Zustand in den anderen wechseln können. Stellen Sie sich beispielsweise 20 Minuten, bevor Sie zur Schule müssen, einen Wecker. Klingelt dieser, führen Sie einen raschen Brain Dump bezüglich des Projekts, an dem Sie arbeiten, durch: Halten Sie also alles schriftlich (oder sprachlich) fest, was Sie nicht vergessen wollen. Fünf Minuten später klingelt der Wecker dann noch einmal und signalisiert Ihnen damit, dass es nun Zeit ist loszufahren. Bevor Sie das jedoch tun, sollten Sie im Auto noch dreimal tief durchatmen. Diese oder eine ähnliche Übergangsroutine, die unter Ihren persönlichen Umständen funktioniert, zeigt Ihrem Gehirn an, dass es nun Zeit ist, den Fokus zu verlagern, und macht die Verlagerung gleichzeitig reibungsloser und angenehmer. Mit einer solchen Übergangsroutine fühlen Sie sich geerdeter, sicherer und Ihrer nächsten Aufgabe gegenüber aufmerksamer.

Mit der Aufmerksamkeitsdysregulation umzugehen ist nicht immer leicht, mit den richtigen Strategien aber machbar. Mit ihnen können Sie die Vorteile der Hyperfokussierung voll und ganz genießen und für sich nutzen.

Übung: Eine konzentrationsfreundliche Umgebung schaffen

Mit dieser Übung finden Sie heraus, wie die Umgebung aussieht, in der Sie sich optimal konzentrieren können. Erstellen Sie eine Liste, welche Werkzeuge und Bedingungen für Sie funktionieren, und halten Sie die Liste bereit, damit Sie immer schnell nachsehen können, wenn Ihre Konzentration nachlässt.

MEINE UMGEBUNG FÜR EINE OPTIMALE KONZENTRATION

Kreisen Sie alles ein, was Ihnen beim Konzentrieren hilft, und gestalten Sie Ihre Umgebung entsprechend.

Hören

- Binaurale Beats
- Naturgeräusche
- Klassische Musik
- Poppige Musik
- Weißes/Braunes Rauschen
- Stille

Sehen

- Beruhigende Farben
- Anregende Farben
- Andere bei der Arbeit
- Kunst
- Familienfotos
- Fenster

Fühlen

- Doodle Pad
- Bequeme Kleidung
- Eng anliegende Kleidung
- Sensorikmatte
- Fidget Toys
- Bewegung

Sonstiges

- Aromatherapie
- Body Doubling
- Visueller Timer

Kapitel 2

HYPERAKTIVITÄT

Ich hatte mich schon die ganze Woche auf den Musikunterricht gefreut. Für mich als Drittklässlerin an einer streng katholischen Schule bedeutete der Musikunterricht normalerweise eine willkommene Abwechslung von der schulischen Zwängen, denen ich die meiste Zeit unterworfen war. Ich liebte es, Texte für selbst komponierte Lieder zu schreiben und in Gruppen zu arbeiten. Ganz besonders freute ich mich auf die Stunden, in denen wir uns ein Instrument aussuchen und damit experimentieren durften. Doch an diesem Tag war es anders. Unsere Musiklehrerin war krank, und so sprang meine Klassenlehrerin für sie ein. Für sie musste das stereotype Bild der strengen, spaßbefreiten Nonne erfunden worden sein. Und sie beschloss, dass wir die Unterrichtszeit dazu nutzen würden, das notwendige, aber (in meinen jungen Augen) langweilige Notenlesen zu erlernen.

Selbst als Neunjährige wusste ich, dass Notenlesen eine wichtige Fähigkeit ist, doch kam mein Gehirn einfach nicht mit der Tatsache zurecht, dass ich mich die ganze Zeit auf den Unterricht gefreut hatte, dieser nun aber so gar nicht meinen Erwartungen entsprach. Ich hatte mir im Geiste schon das Tamburin ausgesucht und wollte jetzt nichts als aufspringen und mit meinen Klassenkameradinnen musizieren. Aber ich ergab mich in mein Schicksal und tat mein Bestes, um mich auf den Unterricht zu konzentrieren. Ich nahm gerade meinen Bleistift zur Hand, um die Noten aufzumalen, als die Lehrerin durch den Raum schwirrte. In dem Augenblick, in dem die Bleistiftspitze das Papier berührte, fiel mir siedend heiß ein, dass das Malen und Kritzeln in ihrem Unterricht strengstens verboten war. Während die Stunde sich unerträglich lange hinzog, schlug ich in meinem Inneren eine Schlacht, um die Energie zu unterdrücken, von der ich fälschlicherweise angenommen hatte, sie würde im Unterricht ein Ventil finden.

Ich begann, mit einem Bein herumzuzappeln, was ich öfter tat. Wahrscheinlich war es mir am Anfang noch nicht einmal bewusst. Als ich es schließlich bemerkte, legte ich eine Hand auf das Bein, um das Zappeln zu unterdrücken, so, wie meine Mutter es schon Hunderte Male zuvor getan hatte. Schon bald hatte ich das Gefühl, auf meinem Stuhl eingezwängt zu sein, wie in einem Gefängnis. Ohne es zu realisieren, drehte und wand ich mich darauf und brachte es dabei irgendwie fertig, meinen Arm zwischen den Leisten der Rückenlehne einzuklemmen. Ich bekam Panik. Ich steckte fest.

Während die Lehrerin Arbeitsblätter austeilte, drehte ich meinen Arm in dem Versuch, mich zu befreien, hin und her. Mein Herz raste und kalter Schweiß brach mir aus, als mir klar wurde, dass ich Hilfe brauchte. Mit einem mehr als mulmigen Gefühl in der Magengrube flüsterte ich der Lehrerin im Vorbeigehen zu, dass ich feststeckte. Sie war ganz offensichtlich verärgert, versuchte sie doch sehr grob, meinen Arm zwischen den Brettern hervorzuzerren. Spätestens jetzt hatte die ganze Klasse bemerkt, dass ich im wahrsten Sinne des Wortes in der Klemme steckte; mir war zum Heulen zumute.

Die Lehrerin ließ den Hausmeister holen, der Rest der Klasse sollte sich nun endlich dem Arbeitsblatt widmen. Ich musste bis zum Eintreffen des Hausmeisters weiter schmoren. Es war unüberhörbar, dass die Kinder um mich herum Schwierigkeiten hatten, nicht laut loszuprusten.

Schließlich erschien der Hausmeister mit seinem Werkzeugkasten. Er musste den Stuhl komplett auseinandernehmen, um meinen Arm freizubekommen. Der tat zwar auch am nächsten Tag noch weh, doch nahm ich den physischen Schmerz kaum wahr. Sehr viel schmerzhafter war das Gefühl der Demütigung. Warum konnte ich nicht einfach still sitzen wie die anderen Kinder auch?

Viele Jahre später wusste ich endlich, warum. Es hatte mit dem Hyperaktivitätsteil der Aufmerksamkeitsdefizit-/Hyperaktivitätsstörung, auch bekannt als ADHS, zu tun.

Hyperaktivität hat viele Gesichter

Die meisten Menschen würden annehmen, die Hyperaktivität gehöre zu den offensichtlicheren Symptomen der ADHS. Häufig allerdings haben Mediziner, Pädagogen und die Gesellschaft im Allgemeinen diesbezüglich eine zu enge Sicht.

Als ich in den 1980er- und 1990er-Jahren aufwuchs, fiel das H in ADHS meist nur dann auf, wenn es den Lehrern in der Schule oder den Eltern zu Hause Probleme bereitete. Wenn man nicht gerade ein Junge war, der oft vom Stuhl fiel und beim Unterricht für Randale sorgte, hatte niemand ADHS auf dem Schirm. Leider trägt diese Sichtweise enorm dazu bei, dass viele Betroffene erst sehr spät im Leben oder sogar nie die Diagnose ADHS bekommen. Passen wir nicht ins gängige Schema, fragen wir uns möglicherweise ein Leben lang, warum uns so viele widerstreitende Gedanken im Kopf herumschwirren und warum wir nicht aufhören können, so viel und so schnell zu reden. Warum wir schlicht nie zur Ruhe kommen.

Viele ADHSler wissen noch immer nicht, dass sich Hyperaktivität auf unterschiedliche Weisen zeigen kann. Schlimmer noch: Diejenigen, die uns behandeln, sind meist nicht geschult darin, Hyperaktivität bei Erwachsenen, insbesondere bei Frauen, zu erkennen. Ich kann Ihnen gar nicht sagen, wie oft ich von ADHSlern gehört habe, der Arzt habe ADHS bei ihnen ausgeschlossen, weil sie ja schließlich »still sitzen konnten« oder es »durch die Uni geschafft hatten«.

Noch komplizierter macht die Sache, dass einige Menschen mit ADHS tatsächlich keinerlei Hyperaktivität zeigen und zum vorwiegend unaufmerksamen Subtyp gehören. Bevor wir uns also damit beschäftigen, woran man Hyperaktivität erkennt, sollten wir noch einige Missverständnisse rund um ADHS und seine verschiedenen Präsentationsformen ausräumen. Anschließend sehen wir uns an, wie wir mit hyperaktiven Tendenzen umgehen können.

Was ist aus ADS geworden?

Seit die American Psychiatric Association ADHS in den 1960er-Jahren erstmals als Erkrankung anerkannte, erfuhr sie viele Namensänderungen und Anpassungen – und wenn wir ehrlich sind, muss an dem Namen auch heute noch gearbeitet werden. Zwischen 1980 und 1987 wurde für Menschen, die Unaufmerksamkeitssymptome, aber keine Hyperaktivität aufwiesen, der diagnostische Begriff »ADS« verwendet. Diejenigen, die sowohl das Kriterium der Unaufmerksamkeit als auch das der Hyperaktivität erfüllten, bekamen die Diagnose ADHS. Ab 1987 galt die nicht hyperaktive Präsentationsform der ADS nicht mehr als eigenständige Erkrankung, sondern als Subtyp von ADHS. Derzeit sind im Diagnostic and Statistical Manual of Mental Disorders (DSM) drei Subtypen von ADHS gelistet: der vorwiegend hyperaktive Typ, der vorwiegend unaufmerksame Typ und der Mischtyp, der sowohl Symptome der Unaufmerksamkeit als auch Symptome der Hyperaktivität aufweist.[1]

Umgangssprachlich hört man den Begriff »ADS« für den vorwiegend unaufmerksamen ADHS-Subtyp immer noch. Und als wäre das nicht alles schon verwirrend genug, können Menschen mit dieser Subtypdiagnose auch hin und wieder Hyperaktivitätssymptome zeigen, die allerdings weniger offensichtlich sind und eher intern ablaufen. Denn wie gesagt: Hyperaktivität hat viele Gesichter.

Äußere und innere Hyperaktivität

Wenn Sie das jetzt lesen und immer noch nicht glauben, Sie seien hyperaktiv, möchte ich Sie bitten, über die folgenden Fragen nachzudenken. Stehen Sie bei der Arbeit häufig auf, um eine Pause zu machen? Wickeln Sie sich Haarsträhnen um den Finger? Wippen Sie mit dem Fuß oder dem ganzen Bein? Nippen Sie in Online-Meetings ständig an Ihrem Wasser oder Kaffee? Kritzeln Sie auf Zetteln herum oder machen Sie sich Notizen, auch wenn Sie wissen, dass Sie sie wahrscheinlich nie brauchen werden? Wenn Sie den Großteil dieser Fragen mit Ja beantworten, weisen Sie vielleicht mehr Symptome der äußeren Hyperaktivität auf, als Sie denken. Und selbst wenn Sie Hyperaktivität nicht durch Bewegung ausdrücken, kann sie sich noch auf andere Weisen zeigen.

Zahlreiche Menschen mit ADHS sprechen sehr schnell und viel. Ich hatte als Kind den Spitznamen »Plapper-Meredith« und bekomme auch heute noch häufig das Feedback, ich möge doch bitte ein bisschen langsamer und weniger reden. Ganz grob könnte man sagen, dass die Symptome der äußeren Hyperaktivität für die Umgebung der Betroffenen leichter wahrnehmbar sind als für die Betroffenen selbst. Sie zeigt sich beispielsweise oft als Herumzappeln, erschöpft sich aber nicht im Bild eines Kindes, das mit einem Fidget Spinner, einem Handkreisel, spielt.

Hyperaktivität zu erkennen ist enorm wichtig dafür, ADHS zu identifizieren und diagnostizieren. Und nicht minder wichtig ist es zu verstehen, dass wir den Drang zur Hyperaktivität nicht aktiv bekämpfen sollten. Sicherlich mussten auch Sie schon einmal still sitzen, hatten weder Papier noch Stift zur Hand, waren aber gezwungen, aufmerksam sein. Gelang Ihnen das? Wie fühlte es sich an? Ich rate mal: Sie waren nervös, unruhig und fahrig.

ADHSler zu bitten, still zu sitzen und »einfach aufmerksam« zu sein, ist nicht nur kurzsichtig, sondern auch nicht zielführend. In seinem Buch *Spark* präsentiert Dr. John Ratey wissenschaftliche Belege dafür, dass durch Bewegung Neurotransmitter wie Dopamin freigesetzt werden, die ADHSlern dabei helfen, aufmerksam zu sein.[2] Dürfen wir uns also in irgendeiner Form bewegen, kann unser Gehirn die Aufmerksamkeit viel länger aufrechterhalten.

Während es relativ leicht ist, äußere Hyperaktivität zu erkennen, sind wir uns ihrer verschiedenen Präsentationsformen erst bewusst, ist das bei der inneren Hyperaktivität schon schwieriger. Die innere Unruhe, die manche ADHSler empfinden, ist für Außenstehende oft nicht sichtbar. Innere Hyperaktivität kann sich als Gedankenkarussell, häufiges Wechseln von einer Aufgabe zur anderen oder Einschlafschwierigkeiten zeigen. Betroffene beschreiben sie als das Gefühl, »Bienen im Kopf« zu haben, oder als »Monkey Mind« (Affengeist), bei dem die Gedanken wie Affen von Ast zu Ast springen. Joanne aus meiner Community verwendet dafür ebenfalls das Bild des Springens: »Dein Gehirn ist wie ein Fernseher, aber derjenige, der die Fernbedienung in der Hand hält, hat gerade drei Red Bulls getrunken und springt so schnell zwischen den Programmen hin und her, dass man keine Chance hat, das, was auf dem Bildschirm zu sehen ist, zu verarbeiten.«

Viele Menschen mit ADHS weisen Symptome sowohl der äußeren als auch der inneren Hyperaktivität auf. Manchmal macht uns diese Hyperaktivität nichts aus oder sie ist uns sogar dienlich, doch kann sie uns in der Schule oder bei der Arbeit auch negativ beeinflussen. So kann sie sich beispielsweise auf unsere sozialen Interaktionen und unsere Angewohnheiten bezüglich unserer Gesundheit auswirken. Zu wissen, wie sich die Hyperaktivität bei Ihnen zeigt, ist außerordentlich wichtig; sehen wir uns nun also Strategien an, wie Sie damit umgehen können.

Der Umgang mit Hyperaktivität

Haben wir die Hyperaktivität an uns erkannt, müssen wir einen gesunden Umgang mit ihr finden. Kindern mit ADHS bringt man bei, sie zu kontrollieren oder zu verschleiern. Viele von uns haben sich eine Sammlung von Tricks und Kniffen angelegt, auf die wir zurückgreifen, wenn wir das Bedürfnis verspüren, unseren Bewegungsdrang zu unterdrücken. Das Kontrollieren des Drangs bewahrt uns vielleicht vor Kritik, doch hat sein Ignorieren auch seinen Preis. Das »Deckeln« der Hyperaktivität führt gemeinhin zu Anspannung und Stress, zu Ruhelosigkeit und Nervosität. Wir verschwenden wertvolle kognitive Ressourcen darauf herauszufinden, wie wir es vermeiden können, uns zu bewegen.

Sie können sich unterdrückte Hyperaktivität auch wie eine Dose Limo vorstellen. Man kann sie immer wieder schütteln, und es passiert nichts. Sobald man sie jedoch öffnet, explodiert sie förmlich. Dasselbe geschieht mit uns, wenn wir unsere Hyperaktivität zu lange unter Verschluss halten mussten. Haben wir dann endlich die Gelegenheit, sie auszudrücken, bricht sie sich auf unangenehme Weise Bahn, etwa indem wir die Beherrschung verlieren, unkalkulierbare Risiken eingehen oder zu Suchtmitteln greifen. Die Folgen unterdrückter Hyperaktivität sind gewaltig.

Wenn Sie Ihr gesamtes bisheriges Leben damit verbracht haben, Ihre Hyperaktivität zu kontrollieren, lade ich Sie dazu ein auszuprobieren, was anders wäre, wenn Sie ihr stattdessen Ausdruck verleihen würden. Würden Sie bei der Arbeit Pausen einlegen, um zu tanzen? Unter der Dusche singen? Sich nach der Arbeit zum Reden mit Freunden treffen? Ich kann gar nicht genug betonen, wie wichtig es ist, Hyperaktivität nicht zu leugnen, sondern ein Ventil für sie zu finden.

Bauen Sie möglichst oft Bewegung in Ihren Alltag ein

Für mich persönlich sind die besten Arbeitstage die, die ich mit Bewegung beginne und beende. Etwas Frühsport schafft in meinem Gehirn genau die richtige chemische Umgebung für gute Stimmung und Konzentration. Er verleiht mir das Gefühl von Leistungsfähigkeit und gibt mir Schwung. Allerdings sollte es nicht beim Frühsport allein bleiben: ADHSler brauchen den Reiz in Form von Bewegung häufiger am Tag. Sitzen Sie oft in langen

Online-Meetings, sollten Sie sich überlegen, wie Sie sich beim Zuhören bewegen könnten. Fidget Toys, Drehstühle und ein Stehpult können eine große Hilfe sein.

Diesbezüglich noch kreativer können Sie werden, wenn die Meetings ohne Kamera stattfinden. Ich habe schon viele Online-Meetings oder Kurse absolviert und dabei Schubladen aufgeräumt, die Wäsche zusammengelegt oder gestrickt. Das könnte bei anderen zwar den Eindruck erwecken, wir seien nicht bei der Sache, doch halten solche Tätigkeiten unsere Gedanken ganz im Gegenteil davon ab, allzu weit vom Thema abzuschweifen.

Wenn Sie solche Freiheiten in einem Büro nicht haben, sollten Sie öfter Pausen einlegen, in denen Sie sich bewegen. Gehen Sie einmal um den Block oder schlagen Sie Meetings im Gehen vor. Verteilen Sie Aufgaben, bei denen Sie sich bewegen müssen, über den ganzen Tag, etwa den Gang zum Kopierer oder zu einem Kollegen. Seit ich mehr über die Folgen unterdrückter Hyperaktivität weiß, ist es mir auch nicht mehr so peinlich, wenn ich auf meinem Stuhl herumzapple oder aufstehe.

Kritzeln Sie drauflos

Zum Herumkritzeln aufgefordert zu werden mag sich seltsam anfühlen, vor allem dann, wenn Sie als Kind in der Schule dafür bestraft wurden. Inzwischen ist es allerdings wissenschaftlich belegt, dass das Herumkritzeln uns dabei helfen kann, uns besser zu konzentrieren, Informationen im Kopf zu behalten und innere Hyperaktivität in den Griff zu bekommen. Tatsächlich ergab eine Studie aus dem Jahr 2009, dass die Teilnehmer, die während eines langweiligen Telefonats auf einem Zettel herumkritzeln durften, 29 Prozent mehr Informationen aus dem Gespräch im Kopf behielten als die Kontrollgruppe, die nicht kritzeln durfte.[3] Wenn Zeichnen nicht Ihr Ding ist, können Sie sich auch No-

Übung: Der Hyperaktivitäts-Managementplan

Stellen Sie einen Plan zum Umgang mit Ihrer Hyperaktivität auf, der Sie daran erinnert, wie Sie Ihrer Hyperaktivität im Laufe des Tages Ausdruck verleihen können.

Hyperaktivitäts-Managementplan			
Möglichkeiten, den Tag mit Bewegung zu beginnen	Bewegungs-möglichkeiten im Laufe des Tages	Möglichkeiten, meine Konzentration während eines Meetings aufrechtzuerhalten	Möglichkeiten, den Tag ausklingen zu lassen
Beispiel: *10 Minuten auf dem Ergometer Rad fahren*	*Beispiel:* *Spaziergang in der Mittagspause*	*Beispiel:* *Beim Zoom-Meeting stricken*	*Beispiel:* *Mit meinem Partner über den vergangenen Tag sprechen*

tizen machen – das hat dieselben positiven Wirkungen, auch wenn Sie danach nie wieder einen Blick auf die Notizen werfen.

Suchen Sie nach Möglichkeiten, Informationen verbal zu verarbeiten

Diese Empfehlung ist besonders wichtig für ADHSler, deren Hyperaktivität sich vorwiegend innerlich zeigt. Wenn Sie bemerken, dass Sie während eines Meetings abdriften, stellen Sie eine Frage oder wiederholen Sie Informationen. Diese Form der verbalen Verarbeitung ist generell wichtig – stellen Sie deshalb sicher, dass Sie ihr im Laufe des Tages immer wieder Zeit und Raum geben. Sprechen Sie aus, was Ihnen im Kopf herumgeht, sei es einem Familienmitglied oder Kollegen gegenüber, erspart Ihnen dies am Ende des Tages das gefürchtete Gefühl der »aufgestauten« Gedanken.

Kapitel 3

IMPULSIVITÄT

Ich wusste nicht, wie ungeheuer langweilig es sein kann, mit einem Säugling zu Hause bleiben zu müssen. Ich war absolut verliebt in mein Baby – mein erstes –, aber ein paar Tage nach der Entlassung aus dem Krankenhaus fand ich mich auf der Suche nach etwas Interessantem und nach Gemeinschaft plötzlich im Internet wieder. Es dauerte nicht lange, bis ich zwischen Stillen und Windelwechseln immer wieder in Foren zum Thema Baby landete.

So auch eines Abends, als mir auffiel, dass diese Foren voll von Einträgen waren, bei denen die frisch gebackenen Eltern Geburtsanzeigen an Familie und Freunde posteten. Die Babys darin waren natürlich anbetungswürdig, das Design der Anzeigen sah allerdings aus, als stammte es unverändert noch aus den 1980er-Jahren. Aus eigener Erfahrung wusste ich – ich hatte Wochen zuvor ja ebenfalls nach Vorlagen für solche Anzeigen gesucht –, dass die Eltern sie nicht wählten, weil ihnen die grafische Gestaltung mit kitschigen Teddybären und Babyfläschchen-Clip-Art gefiel, sondern schlicht deshalb, weil es keine moderneren Optionen gab.

In diesem Augenblick hatte ich eine Idee. Vielleicht konnte ich eine Firma gründen, die Geburtsanzeigen mit Fotos verkaufte – Geburtsanzeigen in lustiger, moderner Gestaltung. Oder noch besser: Ich konnte ein »Rundum-sorglos-Paket« anbieten, in dem das Adressieren und Versenden der Anzeigen enthalten war und das die vermutlich überforderten frisch gebackenen Eltern so entlastete. Einen Markt dafür schien es zu geben, und da die Eltern das Produkt in ihren Social-Media-Feeds teilten, kam die Mundpropaganda gleich kostenlos dazu. War diese Idee vielleicht die Antwort auf die Frage, die ich mir seit der Geburt meiner Tochter jeden Tag gestellt hatte? Die Frage: *Wie kann ich es vermeiden, in die Unternehmenswelt zurückzukehren, die mir Stück für Stück die Seele kaputt gemacht hat?* Ich wusste, dass die Gründung einer eigenen Firma eine Antwort auf diese Frage sein könnte, hatte mich aber noch nicht aufraffen können, eine der vielen Geschäftsideen, die mir so häufig kamen, die aber auch schnell wieder gingen, tatsächlich umzusetzen.

Etwa eine Stunde später – ich hatte meinem Gehirn keine Zeit zum Nachdenken gegeben – tat ich etwas unglaublich Impulsives. Ich postete auf meinen Social-Media-Kanälen, dass ich ab sofort maßgeschneiderte Fotokarten für Geburtsanzeigen, Geburtstage und Feiertage anbot. Meine Familie und meine Freunde reagierten ausgesprochen positiv darauf. Zuerst bestärkte mich ihr Enthusiasmus, doch meine eigene Begeisterung legte sich nach ein paar Stunden wieder. Dann setzte die Angst ein. Ich zweifelte zwar nicht an meiner Idee, erinnerte mich aber daran, dass es durchaus das eine oder andere Problem dabei gab. Ich hatte keinerlei grafische Gestaltungsfähigkeiten, wusste nicht, wie man eine Website aufbaut, und war im Führen eines Kleinstunternehmens völlig unerfahren.

Rückblickend wäre es am »logischsten« gewesen, den Post zu löschen, mir selbst einzugestehen, dass ich die Idee nicht in die Tat umsetzen konnte, und so zu tun, als hätte es den Post nie gegeben. Allerdings war mein Stolz stärker als jede Logik, und so beschloss ich, dass ich es auf die eine oder andere Weise irgendwie schaffen musste.

Kommt Ihnen diese Art von Impulsivität bekannt vor? Wenn Sie je einen Gegenstand in den digitalen Warenkorb gelegt haben, den Sie nicht wirklich brauchten, ein Geheimnis schneller, als Sie denken konnten, preisgaben oder im Eifer des Gefechts eine Beziehung beendeten, muss ich Impulsivität für Sie nicht definieren. Dennoch ist es hilfreich zu verstehen, warum ADHSler Probleme damit haben, erst einmal innezuhalten und nachzudenken, bevor sie handeln.

Stellen Sie sich das neurotypische Gehirn wie ein brandneues ferngesteuertes Auto vor. Wollen Sie, dass es langsamer fährt oder anhält, reagiert es augenblicklich auf diesen Befehl. Stellen Sie sich nun auch das ADHS-Gehirn wie ein solches Auto vor – nur, dass ein Freund aus Versehen Saft über die Fernsteuerung geschüttet hat, sodass der Bremsknopf klebrig ist und nicht immer funktioniert. Der präfrontale Kortex des ADHS-Gehirns, der Bereich, in dem die Impulse reguliert werden, ist wie diese nur halb funktionstüchtige Fernsteuerung. Er ist irgendwie ein wenig klebrig und reagiert auf den Befehl »Bremsen!« langsamer.

Wie sich Impulsivität auswirkt

Unter bestimmten Umständen kann Impulsivität zwar günstig sein, sie kann sich aber auch spürbar auf unseren Alltag auswirken. Ohne leicht zugänglichen Pausenknopf treffen wir häufig übereilte Entscheidungen – ohne vorher innezuhalten und uns die Konsequenzen vor Augen zu führen. Darüber hinaus kann Impulsivität unsere Gesprächsmuster beeinflussen. Dann neigen wir dazu, andere zu unterbrechen und mit unseren Ideen zuzuschütten. Viele von ADHS Betroffene sprechen erratisch, sie springen von einem Thema zum anderen. Die Impulsivität kann auch eine Rolle dabei spielen, wie wir an Alltagsaufgaben herangehen. Fällt uns ein, was wir sonst noch erledigen wollten, beenden wir das bereits Begonnene oft nicht. Wir fühlen uns gezwungen, dem nächsten Impuls zu folgen, ohne darüber nachzudenken, ob dieser tatsächlich Priorität hat.

Manchmal ist impulsives Verhalten neutral, manchmal kann es uns sogar dienlich sein. Doch wenn wir unsere impulsive Natur nicht verstehen, kann dies zu Verhaltensweisen führen, die sich auf Job, Finanzen und Beziehungen nachteilig auswirken. Wie oft haben Sie sich beispielsweise schon dabei ertappt, Kollegen bei einem Meeting zu unterbrechen, obwohl Sie sich doch vorgenommen hatten, mit Ihren Fragen dieses Mal wirklich auf den passenden Moment zu warten? Meist fühlen wir uns danach beschämt; wir bedauern unser Verhalten und befürchten, als unhöflich wahrgenommen zu werden. Doch ist es nicht nur unser Kommunikationsstil, der uns bei der Arbeit in die Quere kommt. Manchmal lenkt uns die Impulsivität von wichtigen Projekten oder Zielen ab, wenn wir der nächsten Idee hinterherjagen, die gerade unsere Aufmerksamkeit hat. Unternehmer mit ADHS haben nicht selten eine innovative neue Idee und lassen dafür, wie aus einer Laune heraus, andere Projekte fallen. Oft blickt unsere Umgebung missbilligend auf solche Verhaltensweisen, und die schönen neuen Ideen werden nicht von Erfolg gekrönt. Unkontrollierte Impulsivität kann sogar zu dramatischen Ereignissen führen, etwa dazu, dass wir einen Job im Affekt hinschmeißen. Mit der Zeit kann unerkannte und deswegen nicht im Zaum gehaltene Impulsivität sowohl unser Selbstvertrauen als auch unsere Glaubwürdigkeit untergraben.

Wie erwähnt, kann sich die Impulsivität auch auf unsere Finanzen auswirken. Das wird Sie vermutlich nicht überraschen, denn wahrscheinlich haben auch Sie schon Dinge geliefert bekommen, an deren Bestellung Sie sich beim besten Willen nicht erinnern konnten. Unsere moderne Welt ist für ADHSler, die Probleme mit der Impulsivität haben, ein wahres Minenfeld. Jeden Tag gibt es irgendetwas Neues im Internet, das wir uns unbedingt bestellen müssen, und zwar sofort. Alles, was zwischen uns und einer aufregenden neuen Anschaffung steht, sind ein oder zwei Klicks. Auf Websites und Smartphones werden Informationen gespeichert, aus denen Marketingkampagnen gebastelt werden, die uns das Gefühl der Dringlichkeit vermitteln: Jetzt sofort bestellen; diese Chance kommt nie wieder! Firmen beschäftigen mittlerweile Neurowissenschaftler, um Plattformen zu entwerfen, die den Entscheidungsprozess unseres Gehirns geschickt manipulieren und so mehr Verkäufe generieren. Und das ADHS-Gehirn ist für diese hocheffizienten Marketingtechniken sogar noch anfälliger als sein neurotypisches Gegenstück. Viele von uns fallen darauf herein und müssen dann mit der Scham und den Folgen eines leeren Bankkontos klarkommen. Ohne das entsprechende Bewusstsein und gegensteuernde Strategien ist es in der gegenwärtigen Verkaufswelt nur allzu leicht für uns, in den Teufelskreis des impulsiven Geldausgebens zu geraten.

Doch auch romantische Beziehungen bleiben von dieser Impulsivität meist nicht unberührt. Wie viele ADHSler ohne Diagnose würde man wohl finden, würde man die Heiratswilligen einer 24-Stunden-Hochzeitskapelle in Las Vegas vorab überprüfen? Wir sind geradezu berüchtigt dafür, sehr rasch Beziehungen einzugehen und ernsthafte Versprechen zu geben – auf Teufel komm raus. Unsere impulsive Natur kann in Beziehungen auch dann zu Konflikten führen, wenn Entscheidungen, die beide Partner betreffen, voreilig und ohne Zustimmung des anderen gefällt werden. So können mit der Zeit das Vertrauen und die Offenheit zwischen den Parteien verloren gehen.

Eine der schmerzlichsten Auswirkungen der Impulsivität ist die mit ihr einhergehende Neigung zu riskantem Verhalten. ADHSler folgen in der Regel dem Motto: Erst wagen, dann wägen, was mitunter nicht mehr rückgängig zu machende Folgen haben kann. Studien zeigen, dass Menschen, bei denen ADHS diagnostiziert wurde, eine höhere Unfallrate im Leben haben.[1] Wir weisen zudem eine höhere Suchtrate auf, wobei Impulsivität wahrscheinlich einer der vielen beitragenden Faktoren ist.[2]

Sind wir also zu einem Leben verdammt, über das allein unsere Launen bestimmen? Nein, sind wir nicht. Machen wir uns bewusst, dass und wie die Impulsivität unser Leben beeinflusst, können wir Sicherheitsanker setzen, die es uns ermöglichen, innezuhalten und nachzudenken, bevor wir handeln.

Positive Impulsivität

Nachdem ich das Bild einer Impulsivität gezeichnet habe, die nur Zerstörung hinterlässt, möchte ich nun auf die positive Kehrseite der Medaille eingehen, auf Spontaneität.

Häufig denke ich an den Impuls zurück, dem ich vor so vielen Jahren folgte, um mein »Fotokartengeschäft« zu gründen, und bin dankbar für meine Spontaneität in diesem Augenblick.

Dadurch dass ich meine Absicht sofort mit der Welt teilte, war ich gewissermaßen gezwungen, sie auch Schritt für Schritt in die Tat umzusetzen, und genau das habe ich gemacht. Ich bat meinen Mann am nächsten Tag, mir rasch eine Website zu erstellen, und er willigte ein. Innerhalb einer Woche hatte ich mir die Grundbegriffe des Grafikdesigns angeeignet und Muster für meine Website angefertigt. Am Ende des Monats bewarb ich mein Unternehmen in Elternforen und konnte auch schon erste Bestellungen verzeichnen.

Das Führen dieses Kleinstunternehmens bescherte meinem Gehirn die so dringend benötigte Stimulation, während ich gleichzeitig den Großteil meiner Zeit zu Hause mit meinen kleinen Kindern verbringen konnte. Ich weiß nicht, ob ich das Geschäft wirklich aufgebaut hätte, wenn ich an diesem ersten Tag auf die Bremse getreten wäre. Dadurch dass ich mich impulsiv der Welt mitgeteilt hatte, schuf ich den Anstoß, den ich brauchte, um zu handeln, noch bevor ich »bereit« dafür war.

Mit Impulsivität umgehen

Denken Sie einmal an die Augenblicke in Ihrem Leben zurück, als Ihre Impulsivität positive Auswirkungen hatte. Können Sie sich selbst Mitgefühl schenken und das Gute wertschätzen, das Ihre spontane Natur Ihnen gebracht hat? Können Sie auch allmählich die Scham hinsichtlich irgendwelcher negativer Konsequenzen loslassen, die Ihr impulsives Verhalten für Sie hatte? Wie interessant wäre Ihr Leben, könnten Sie die Fähigkeit erlernen, lange genug innezuhalten, um über die möglichen Folgen Ihrer Entscheidungen nachzudenken? Fühlten Sie sich dann bereit, diejenigen zu treffen, die eine positive Herausforderung und Freude in Ihr Leben bringen könnten? Im Folgenden finden

Sie Strategien, die Ihnen dabei helfen, Ihre Impulsivität zu verstehen und effektiver mit ihr umzugehen.

Erkunden Sie Ihre Muster

Wenn Sie das nächste Mal eine impulsive Entscheidung treffen, denken Sie anschließend über sie nach. Wie haben Sie sich in dem Moment gefühlt? Waren Sie gelangweilt? Müde? Hatten Sie Angst? Fragen Sie sich, welche anderen Entscheidungen, außer impulsiv zu handeln, Sie hätten treffen können, um dem Bedürfnis in diesem Augenblick gerecht zu werden. Vielleicht hilft es Ihnen, sich ein visuelles »Stichwort« zu schaffen, das Ihr Gehirn daran erinnert, innezuhalten und auch andere Optionen zu erwägen. Das Bild einer gelben Ampel, das Sie auf Ihre Kreditkarte kleben, könnte beispielsweise schon ausreichen, Sie über Ihren Kauf nachdenken zu lassen, bevor Sie ihn tätigen.

Meiden Sie gefährliche Fahrwasser und setzen Sie Sicherheitsanker

Wenn Sie zu den Konsumenten gehören, die 300 Euro für Kleidung ausgeben, die sie nicht brauchen, nur weil sie einem Rabatt von 30 Prozent einfach nicht widerstehen konnten, sollten Sie darüber nachdenken, sich von der Newsletterabonnentenliste Ihrer Lieblingsgeschäfte nehmen zu lassen. Sie könnten noch einen Schritt weiter gehen und Ihre Kreditkarteninformationen dort löschen lassen, wo Sie für gewöhnlich impulsiv einkaufen.

Dasselbe Konzept kann auch in verschiedenen anderen Fällen zur Anwendung kommen. Meiden Sie beispielsweise Situationen, die Ihre Impulsivität triggern, oder beschäftigen Sie sich im Voraus damit, wie Sie mit solchen Situationen umgehen wollen. Sich zur Rechenschaft gegenüber einem Freund oder einer anderen nahestehenden Person zu verpflichten kann ebenfalls hilfreich sein. Wenn Sie generell ein Problem mit unnötigen Geldausgaben haben, sollten Sie auch Kapitel 14, »Schwierigkeiten im Umgang mit Geld«, lesen; dort finden Sie weitere Tipps.

Praktizieren Sie Meditation und Achtsamkeit

Mittlerweile ist erwiesen, dass das tägliche Praktizieren von Achtsamkeit und Reflexion vielen ADHSlern dabei helfen kann, ihre Impulsivität zu reduzieren. Bei einem Versuch aus dem Jahr 2013 berichteten die Teilnehmenden, die in Meditation und Achtsamkeit unterrichtet wurden, von einer Verbesserung ihrer Fähigkeit zur Selbstregulation.[3] Ich weiß, was Sie jetzt denken: Meditation? Unmöglich! Doch experimentieren Sie einmal ein wenig mit geführten Meditationen oder Meditationsspaziergängen. Je mehr Ruhe Sie in Ihren Geist bringen können, desto leichter wird es Ihnen fallen, zu warten und abzuwägen.

Machen Sie sich klar: Auch impulsives Handeln kann korrigiert werden

Wenn Sie eine Entscheidung getroffen haben und diese bereuen, fragen Sie sich, welche Optionen Ihnen jetzt zur Verfügung stehen. Haben Sie beispielsweise einen Vertrag unterzeichnet, sehen Sie sich die Vertragsbedingungen genau an. Möglicherweise enthält er eine Klausel, die es Ihnen ermöglicht, innerhalb eines bestimmten Zeitraums vom Vertrag zurückzutreten. Wenn Sie etwas gesagt haben, das Ihnen jetzt leidtut, dann übernehmen Sie Verantwortung dafür und entschuldigen Sie sich. Die Scham, die impulsives Handeln in uns auslöst, kann unsere Fähigkeit trüben, die Möglichkeiten zu sehen, mit denen wir die Folgen unseres Handelns abmildern können.

Übung: Über Impulsivität nachdenken

Fragen Sie sich im Hinblick auf Ihre Erfahrungen mit Impulsivität Folgendes:

- Welche Emotionen empfinde ich für gewöhnlich, wenn ich impulsive Entscheidungen treffe?
- Welche Sicherheitsanker kann ich setzen, um mir die Möglichkeit zu geben innezuhalten?
- Unter welchen Bedingungen bin ich am impulsivsten?
- Wann hat mein impulsives Verhalten/meine Spontaneität zu ganz wunderbaren Ergebnissen geführt?

Kapitel 4

ARBEITSGEDÄCHTNIS

Eines der vielen Unternehmen, die ich vor meiner ADHS-Diagnose führte, war ein Fitness-Bootcamp insbesondere für gerade Mutter gewordene Frauen. Zum Konzept gehörte, dass die Mütter ihre Babys im Kinderwagen mit zum Unterricht brachten und die Kinder ins Work-out mit eingebunden wurden. Sehr viel Wert legte ich auf die soziale Komponente: Es sollte Gemeinschaft erzeugt werden, wenn die Frauen sie am meisten brauchten. Deshalb organisierte ich als gute Gruppenleiterin auch einen »Meal Train« für die neueste Mama, die zu uns gestoßen war: das nachbarschaftliche Angebot, der frisch gebackenen Mutter, die nicht weiß, wo ihr der Kopf steht, Essen vorbeizubringen. Klingt einfach, oder? Eine Mahlzeit kochen und bei der Nachbarin abliefern. Die anderen Mütter erweckten jedenfalls immer den Eindruck, als sei das keine große Sache für sie.
Doch als ich dann an der Reihe war, eine Mahlzeit zu planen, stand ich wie gelähmt und völlig überfordert in der Obst-und-

Gemüse-Abteilung. Außenstehenden mag es so vorgekommen sein, als starrte ich mit leerem Blick auf den Rettich, doch tatsächlich hatte ich Panik, weil ich mir plötzlich nicht nur überlegen musste, wie ich meine Familie, sondern gleich noch eine zweite dazu satt bekam. Nach einigen weiteren Augenblicken der Starre beschloss ich, die Sache so einfach wie möglich zu gestalten. Ich entschied mich für ein Grillhähnchen und die Zutaten sowohl für einen Salat als auch für Tacos mit Huhn. Das zweite Grillhähnchen in meinem Einkaufswagen servierte ich an diesem Abend meiner Familie. Ich muss zugeben: Als ich die Reste nach dem Essen im Kühlschrank verstaute, fühlte ich mich schon wie ein Genie, weil es mir gelungen war, mir das Leben ein ganz klein wenig leichter zu machen.

Am nächsten Tag packte ich das Essen ein, während ich gleichzeitig die Kinder für die Schule fertig machte. Ich legte die Zutaten in eine Kühltasche und ging im Kopf noch einmal durch, ob ich auch nichts vergessen hatte. Zuerst musste ich das Frühstück für die Kinder zu Ende machen, dann wollte ich noch einmal prüfen, ob sich auch alle Zutaten in der Kühltasche befanden. Danach wollte ich die Adresse heraussuchen, wo ich die Tasche hinbringen musste. »Na, das kriegst du doch hin, oder?«, redete ich mit mir selbst. Ich war fahrig an diesem Morgen, ein Gefühl, das ich mittlerweile gut kannte. Doch irgendwie schaffte ich es schließlich mit meinen Kindern und der Kühltasche das Haus zu verlassen.

Spulen wir jetzt schnell nach vorn zum nächsten Morgen, an dem ich eine weitere geniale Idee hatte. Aus den Resten in meinem Kühlschrank konnte ich doch wunderbar eine Hühnernudelsuppe machen! Ich klopfte mir auf die Schulter, dass ich so ungeheuer effizient war, nahm den Aufbewahrungsbehälter aus dem Kühlschrank und stellte ihn auf die Küchenarbeitsplatte. Es dauerte eine Weile, bis ich begriff, was ich darin sah: ein ganzes Huhn. »Aber wir hatten vorgestern doch Huhn, oder nicht?«, stellte ich mir selbst die verwirrte Frage. Dann wurde mir plötzlich alles klar. Ich hatte meiner Freundin das halb aufgegessene Huhn vorbeigebracht. Ich kann mir vorstellen, was sie gedacht haben muss, als sie die Hühnerknochen mit den Fleischresten vor sich sah. Das war mir unendlich peinlich. Was für ein Mensch bringt einer frisch gebackenen Mama und ihrer Familie ein angenagtes Huhn vorbei? Natürlich kann das jedem passieren, der müde oder überfordert ist; eher wahrscheinlich ist jedoch, dass es einem Menschen mit nicht diagnostizierter ADHS und einem schlecht funktionierenden Arbeitsgedächtnis passiert.

Was ist das Arbeitsgedächtnis?

Den folgenden Satz höre ich von ADHSlern häufig: »Manchmal vergesse ich, was ich tue, während ich es tue.« Wenn Sie das ebenfalls kennen, haben Sie wahrscheinlich ein Problem mit Ihrem Arbeitsgedächtnis. Laura E., ein Mitglied meiner Community, beschreibt es so: »Bei einem schlecht funktionierenden Arbeitsgedächtnis kann man sich an jede Einzelheit aus einer Fernsehsendung von vor 20 Jahren erinnern, besitzt aber unzählige Sonnenbrillen oder Schirme, weil man sie bzw. ihn jedes Mal auf dem Weg nach draußen vergisst, obwohl man vorher das Wetter gecheckt hat.«

Das Arbeitsgedächtnis ist eine exekutive Funktion, die es uns ermöglicht, eine Information so lange im Kopf zu behalten, dass unser Gehirn sie kurz nutzen und mit anderen Informationen verknüpfen kann. Wir brauchen diese Funktion, wenn wir uns »gegenwärtig« durch eine mehrschrittige Aufgabe arbeiten müssen.[1]

Oft wird das Arbeitsgedächtnis mit dem Kurzzeitgedächtnis verwechselt, doch unterscheiden sich die beiden Gedächtnisarten in ihrer Funktion. Das Kurzzeitgedächtnis ist am Speichern von Informationen beteiligt, das Arbeitsgedächtnis an der Nutzung von Informationen. Das Arbeitsgedächtnis hilft beim Treffen von Entscheidungen, es lenkt unsere Entscheidungen im gegenwärtigen Augenblick. Stellen Sie es sich wie einen Notizblock im Gehirn vor, auf dem Sie die nächsten Schritte, die notwendig sind, festhalten. Das Problem bei uns ADHSlern ist, dass unser Gehirn über keinen beschreibbaren Notizblock und keinen schreibfähigen Stift verfügt, mit denen wir einen Aktionsplan entwerfen könnten. Es ist, als würden wir mit Zaubertinte schreiben: Wir halten die Schritte fest, doch kaum stehen sie auf dem Papier, ist die Tinte auch schon wieder verschwunden.

Das ADHS-Gehirn hat Mühe, Schritt-für-Schritt-Anleitungen zu befolgen; nur allzu leicht kann es von anderen Gedanken und äußeren Reizen abgelenkt werden, insbesondere beim Übergang von einem Schritt zum nächsten. Passiert es Ihnen häufiger, dass Sie Schranktüren offenlassen, mit einem Kaffeebecher auf dem Autodach zur Arbeit fahren oder vergessen, warum Sie einen bestimmten Raum betreten haben, ist daran wahrscheinlich Ihr Arbeitsgedächtnis schuld. Unser Gehirn liebt es, sich der nächsten Sache zuzuwenden, bevor wir die Schritte durchdacht haben, die zum Abschließen der vorherigen notwendig sind.

Deshalb kann es vorkommen, dass ADHSler Projekte meiden, die zu viele Schritte beinhalten. Deshalb habe ich mich so schwer damit getan, meiner Freundin Essen zu bringen. Wir müssen extrahart arbeiten, damit uns keine Informationen verloren gehen, wenn wir uns durch mehrschrittige Aufgaben mühen, weshalb wir unwissentlich auch Dinge aufschieben – um den Frust zu vermeiden, abgelenkt oder unterbrochen zu werden. Aus diesem

Grund kann eine scheinbar einfache Aufgabe wie das Zurücksetzen eines Passworts geradezu lähmend für uns sein. Es stellt eine Herausforderung für uns dar, uns so lange an unsere Absicht zu erinnern, bis die Bestätigungsmail angekommen ist, und uns dann daran zu erinnern, den Code einzugeben – ohne uns in der Zwischenzeit von allem anderen im Eingangspostfach ablenken zu lassen. Während wir auf den nächsten Schritt warten, hat unser Gehirn vergessen, was wir da eigentlich tun.

Ein schlecht funktionierendes Arbeitsgedächtnis ist nicht nur schuld an vielen schrulligen Verhaltensweisen, die ADHSler fast täglich zeigen, es kann auch am Arbeitsplatz zu Frust und Problemen führen und uns bestimmte Aufgaben enorm erschweren. Das sieht dann etwa so aus:

- Man geht zum Kopierer, um die Arbeitsblätter für morgen vorzubereiten – und ist ungeheuer stolz auf sich, damit nicht bis zur letzten Sekunde gewartet zu haben.
- Dann starrt man den Kopierer einen Augenblick an und fragt sich, wie es passieren kann, dass man schon wieder vergessen hat, wie man das blöde Ding in Gang bringt.
- Man hört ein Geräusch hinter sich und erkennt, dass es von der Kollegin aus der Buchhaltung kommt.
- Man sagt »Hallo« und plaudert ein wenig über den Fußballverein der Kinder.
- Dann kehrt man an den Schreibtisch zurück und beendet seinen Arbeitstag.
- Am nächsten Tag will man die Arbeitsblätter austeilen – und es fällt einem siedend heiß ein, dass man sie nie kopiert hat.

Ihre Szenarien sehen vielleicht ein wenig anders aus, doch eins wird Ihnen auf jeden Fall bekannt vorkommen: das Gefühl des Peinlichseins und des Frusts. Unser Arbeitsgedächtnis kann eigentlich ganz einfache Dinge unendlich schwer für uns machen.

Jetzt, da der Vorfall mit dem angenagten Grillhähnchen schon so lange zurückliegt, kann ich die Komik in der Situation durchaus sehen. Sie ist das perfekte Beispiel dafür, wie uns unser Arbeitsgedächtnis täglich in die Quere kommt. Über die Geschichte kann man sicherlich lachen, andere Situationen hingegen sind weit weniger komisch oder sogar gefährlich. Zu vergessen, nach dem Kochen den Herd auszuschalten, ist beispielsweise nur bedingt lustig.

Außerdem müssen wir uns der Tatsache stellen, dass wir unser Arbeitsgedächtnis zwar verbessern können, dass uns dieses ADHS-Symptom aber wahrscheinlich ein Leben lang begleiten wird. Am besten halten wir uns von potenziell gefährlichen Situationen fern und lachen uns durch alle anderen.

Fragen Sie sich an dieser Stelle einmal selbst, welches Ihre Geschichte vom angenagten Grillhähnchen ist. Haben Sie sie einer Freundin bei einer Tasse Kaffee erzählt? Haben Sie dabei so sehr gelacht, dass Ihnen der Kaffee praktisch wieder aus der Nase kam? Falls ja, ist Ihnen dabei hoffentlich klargeworden, dass Humor dieses Fünkchen Unannehmlichkeit und Peinlichkeit bei Weitem übertrumpfen kann. Konzentrieren Sie sich auf das, was in Ihrer Macht steht, um die schlimmsten Auswirkungen eines schlecht funktionierenden Arbeitsgedächtnisses einzudämmen, und genießen Sie die lustigen Geschichten.

Tipps für den Umgang mit einem Arbeitsgedächtnis, das kaum arbeitet

Ein schwaches Arbeitsgedächtnis kann täglich für größere und kleinere Probleme sorgen. Zum Glück gibt es Möglichkeiten, es einerseits zu verbessern und andererseits seine Auswirkungen zu mildern.

Schlafen Sie ausreichend und meiden Sie Stress

Es ist hinreichend gut dokumentiert, dass Schlafmangel einen erheblichen negativen Einfluss auf Gedächtnis und Verarbeitungsgeschwindigkeit des Gehirns hat. Eine 2018 im *Journal of Sleep Research* veröffentlichte Studie zeigte, dass Schlafmangel nach bereits einer Nacht ein Nachlassen des Arbeitsgedächtnisses bewirkte, wobei dieser Effekt bei Frauen größer war als bei Männern.[2] In einer vollkommenen Welt würden wir alle jede Nacht ganze acht Stunden erholsam schlafen, aber leider können davon viele Menschen nur träumen. Wir können Ruhe und Erholung lediglich so gut es geht Priorität einräumen und uns mehr Schlaf gönnen, insbesondere dann, wenn wir merken, dass unser Arbeitsgedächtnis nachlässt.

Auch chronischer Stress wirkt sich negativ auf unser Arbeitsgedächtnis aus.[3] Wenn Sie unter Stress stehen und bemerken, dass Sie vergesslicher werden, sollten Sie einen Gang runterschalten und Ihr Nervensystem beruhigen. Versuchen Sie es mit Meditation und Achtsamkeitstechniken, um Ihre Fähigkeit zur Stressminderung zu stärken. Natürlich können Sie auch mit anderen Methoden experimentieren, etwa ein heißes Bad nehmen, einen Spaziergang im Wald machen oder mit einem Haustier oder Ihrem Kind spielen.

Markieren Sie die Übergänge

Wir mögen ja eine klare Vorstellung davon im Kopf haben, wie der Tag laufen soll, aber dann wechseln wir doch wieder fahrig von einer Aufgabe zur anderen. Ich beginne den Tag gern damit, mir Dinge zurechtzulegen, die mich an bestimmte Übergänge erinnern sollen. Möchte ich das Abendessen beispielsweise im Schongarer zubereiten, stelle ich den Topf so auf die Küchenarbeitsplatte, dass ich ihn nach meinem Morgen-Meeting sehe.

Das erinnert mich daran, mit der Zubereitung des Abendessens anzufangen. Habe ich vor, am Abend noch eine Runde laufen zu gehen, lege ich mir die Laufkleidung auf den Schreibtisch. Je mehr visuelle Erinnerungen wir uns schaffen, wenn der Kopf morgens noch frisch ist, desto weniger Mühe werden wir haben, unser Arbeitsgedächtnis später wieder in die richtige Richtung zu lenken.

Schaffen Sie sich Miniroutinen für die Übergänge

Je mehr Aufgaben am Tag automatisch, routinemäßig ablaufen, desto größer ist die Chance, dass Ihr Gehirn »auf Spur« bleibt. Beim Übergang von einer Aufgabe zur nächsten gibt es vielerlei Ablenkungen; versuchen Sie also, kleine, leichte Routinen dafür einzubauen. Solche Miniroutinen kosten Ihr Gehirn kognitiv nicht allzu viel, verbessern aber Ihr Arbeitsgedächtnis.

Schaffen Sie sich visuelle Stichworte

Es mag Ihnen albern vorkommen, sich überall im Haus visuelle Hilfen anzubringen, aber die können wirklich hilfreich sein. Finden Sie zunächst heraus, welche Übergänge zu welchen Zeiten für Sie schwierig sind. Wann am Tag fühlen Sie sich am meisten vom Kurs abgekommen? Finden Sie dann heraus, welche Schritte Sie auf Kurs halten könnten; schreiben Sie sie auf ein Blatt Papier und bringen Sie dieses gut sichtbar an.

Fertigen Sie für die Arbeit Checklisten an, die Sie an die spezifischen Umstände anpassen können. Eine klare Richtlinie kann Sie leichter durch vielschrittige Aufgaben führen. Sie können die Checklisten auch laminieren und auf Ihrem Schreibtisch bereithalten. Laminieren macht wirklich Spaß, außerdem vergessen Sie eine physische Checkliste nicht so leicht wie eine App auf Ihrem Handy.

Übung: Vorher-Nachher-Schachteln

Wenn Ihnen heimische Routinen wie das Sich-fertig-Machen am Morgen Probleme bereiten, könnten Ihnen »Vorher-Nachher-Schachteln« helfen; so sehen Sie, was Sie bereits getan haben und was nicht. In die »Vorher-Schachtel« könnten Sie Make-up und andere Toilettenartikel sowie Medikamente legen, die Sie möglicherweise einnehmen müssen. Sobald Sie etwas erledigt haben, kommt es dann in die »Nachher-Schachtel«. So wissen Sie genau, was getan ist, und machen Platz im Kopf für andere Dinge frei, als sich zu fragen, ob Sie nun Deo oder Mascara tragen oder nicht.

BEISPIEL FÜR VORHER-NACHHER-SCHACHTELN

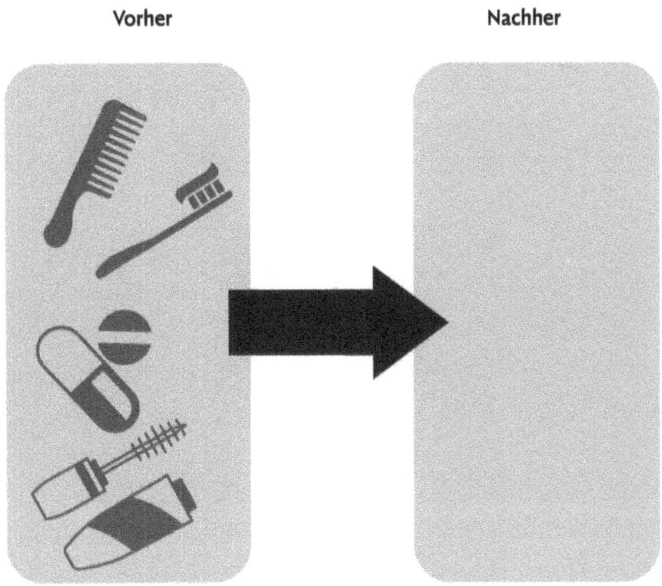

Kapitel 5

SCHWIERIGKEITEN IM UMGANG MIT DER ZEIT

Ich stand vor dem Eingang zum Schwimmbad in unserem Viertel, starrte auf meine Armbanduhr und flehte die Zeit an, schneller zu vergehen. Es war 8 Uhr 35 morgens, und das Schwimmbad machte erst um 9 Uhr auf. Mein Kleinster wand sich in meinen Armen, er wollte abgesetzt werden und draufloslaufen. Mein mittleres Kind versuchte gerade, über den Zaun zu klettern, und mein ältestes neben mir sah mich mit Todesverachtung an. Die hatte ich vermutlich der Tatsache zu verdanken, dass ich in den Drill-Sergeant-Modus geschaltet hatte, um uns alle aus dem Haus und zum Schwimmbad zu kriegen. Ich hatte meine Kinder gedrängt, endlich mit dem Frühstück fertig zu werden. Dann hatte ich gebrüllt: »Leg das Buch weg und zieh deine Schuhe an«, bevor ich Gott um Hilfe gebeten hatte, dass doch endlich jemand Handtücher holen und sie in der Schwimmtasche verstauen möge. Dieses Chaos beim Verlassen des Hauses war alles andere als ungewöhnlich. Ich fürchtete mich regelrecht vor Ausflügen, weil ich hasste, wie ich werden konnte, wenn ich mich unter Druck gesetzt fühlte, irgendwo rechtzeitig zu erscheinen.

Als ich meine Älteste ansah, voller Schuldgefühle, die die meisten Mütter so gut kennen, unterbrach sie meine Gedanken mit einer Frage. »Warum kommen wir immer zu früh? Warten ist scheiße.« Ihre Frage verschlimmerte meine Schuldgefühle noch, sie ließ mich aber auch innehalten und nachdenken. Ja – warum waren wir eigentlich immer zu früh? Viel zu früh? Warum rannte ich jedem einzelnen Kind hinterher und brüllte den ganzen Morgen Befehle, nur um die Kinder dann wieder 20 Minuten lang bändigen zu müssen, während wir auf irgendetwas warteten?

Als sich die Schuldgefühle hinsichtlich des Stresses, den ich unnötigerweise verursacht hatte, ein wenig legten, konnte ich die Antwort auf die Frage meiner Tochter etwas klarer sehen. Vielleicht war das Zu-früh-Kommen ein Bewältigungsmechanismus. Ich hatte so viel Zeit in meinem Leben damit verbracht, zu spät zu kommen, erhitzt und außer Atem. Ich hasste dieses Gefühl und wollte es meinen Kindern ersparen. Dafür erzeugte ich unwissentlich jedoch eine andere Form von Druck. Zu früh statt zu spät zu sein half mir nicht wirklich weiter. Dadurch verlor ich kostbare Momente des Tages und hatte trotzdem keine Ruhe, wenn ich am Bestimmungsort ankam.

Allerdings hatte ich noch immer keine Ahnung, warum meine Beziehung zum Umgang mit der Zeit so dysfunktional war. Es sollte noch einige Jahre dauern, bis ich die Diagnose ADHS bekam und die Gründe für meine originelle Herangehensweise an die Zeit wirklich verstand.

Damals ärgerte es mich, dass ich erst sehen konnte, was meine Angewohnheit, viel zu früh zu kommen, anrichtete, als ein achtjähriges Kind mich darauf aufmerksam machte. Heute halte ich es manchmal für ganz gut, dass Kinder ihre Meinung äußern, ohne sie vorher durch den Filter der Höflichkeit zu pressen. So konnte ich mir Gedanken über mein Verhalten machen und fand heraus, was ich damit eigentlich vermeiden wollte: das Chaos und die Peinlichkeit, völlig abgehetzt zu spät zu kommen.

Mittlerweile komme ich nicht immer und überall pünktlich. Hin und wieder löscht die Hyperfokussierung noch immer jede Erinnerung an zukünftige Verpflichtungen in mir aus, aber es hat sich etwas geändert. Ich kann heute ein paar Minuten zu spät kommen, mich entschuldigen und dann weitermachen, ohne das Kopfdrama, das ich früher mit mir herumschleppte.

Sie müssen nur etwas Wichtiges wissen. Bevor wir unsere Beziehung zur Zeit verändern können, müssen wir aufhören, uns einzureden, sie sei eine Charakterfrage. Das ADHS-Gehirn nimmt Zeit tatsächlich anders wahr als sein neurotypisches Pendant, also dürfen wir uns auch nicht mehr als jemanden beschimpfen, »der alles aufschiebt« oder »rechtzeitig da sein könnte, wenn er nur wollte«. Diese Art von Selbstverurteilung hält uns davon ab, kreative Lösungen zu sehen, die uns dabei helfen können, die Schwierigkeiten zu meistern. Da Ihr Gehirn Zeit anders verarbeitet, dürfen Sie auch für eine andere Herangehensweise an das Problem offen sein.

Was ist Zeitagnosie?

Eines der größten Missverständnisse bezüglich ADHSlern und ihrer Beziehung zur Zeit ist die Annahme, diese hätte etwas mit ihren Organisationsschwierigkeiten zu tun. Die haben zwar einen Einfluss darauf, doch spielen auch biologische Faktoren eine Rolle. Die Fehlwahrnehmung der Zeit wird auch als Zeitagnosie bezeichnet, das Unvermögen, das Konzept des Zeitablaufs zu begreifen. Man könnte sie auch Zeitblindheit nennen. Wir spüren häufig nicht, wie die Zeit vergeht, und haben Mühe einzuschätzen, wie lange es dauern könnte, eine bestimmte Aufgabe zu erledigen. Zeitagnosie tritt wahrscheinlich aufgrund eines Ungleichgewichts der Neurotransmitter Dopamin und Noradrenalin im präfrontalen Kortex auf; in diesem Teil unseres Gehirns, der bei ADHSlern verändert ist, werden Gedanken, Emotionen und Handlungen reguliert.[1]

Für viele ADHSler bedeutet Zeitagnosie nicht nur, dass sie oft nicht pünktlich sein können. Sie kann auch unsere Produktivität beeinträchtigen, und zwar jeden Tag. Bei den meisten ADHSlern kann ich drei »Zeitmanagement-Modi« erkennen: »nur noch das hier«, »warten« und »Zeit ist nicht real«.

Der Modus »nur noch das hier«. Wir sehen auf die Uhr, und uns wird bewusst, dass wir in zehn Minuten ein Meeting haben. Wir denken: »Das reicht locker, um noch diese eine Mail zu schreiben«. Und bevor wir es uns versehen, werden wir von einem Kollegen aus unserem Schreib-Flow gerissen, der uns mitteilt, dass im Besprechungsraum alle auf uns warten. Da war es wieder, das »Nur noch das hier«. Wir genießen das Gefühl, dass es läuft, und haben Mühe, zu etwas anderem überzugehen. Häufig entscheiden wir uns für dieses Gefühl und riskieren es damit, unpünktlich zu sein. Das kann chronisch werden und dazu führen, dass wir entweder oft unpünktlich sind oder pünktlich sind, uns dabei aber abgehetzt fühlen. Wir tun das nicht aus Respektlosigkeit der Zeit anderer gegenüber, wir kämpfen nur damit einzuschätzen, wie lange bestimmte Dinge tatsächlich brauchen. Der Modus »nur noch das hier« kann zur Folge haben, dass wir uns innerlich chaotisch und stets außer Atem fühlen. Dieses Gefühl ist schrecklich; um es zu vermeiden, pendeln wir vielleicht ins andere Extrem, den Modus »warten«.

Der Modus »warten«. Ich bin neugierig, wie viel Sie an einem Tag schaffen, an dem der einzige Termin, der in Ihrem Kalender steht, das Außer-Haus-Treffen um vier Uhr nachmittags mit Ihrem Chef ist. Darf ich raten? Nicht viel. Nachdem sie sich jahrelang vor jedem wichtigen Termin abgehetzt gefühlt haben, tun viele ADHSler alles, um dieses Gefühl zu vermeiden. Da wir die wichtige Verabredung nicht verpassen wollen, haben wir Angst, davor etwas anderes anzufangen. Denn wir wissen, wie verführerisch die Hyperfokussierung sein kann. Wir wissen, dass wir Schwierigkeiten damit haben einzuschätzen, wie lange es dauert, eine bestimmte Aufgabe zu erledigen, also erledigen wir lieber gar nichts. Sogar unsere Probleme mit der emotionalen Regulation können uns in den Wartemodus versetzen, etwa wenn die Verabredung uns nervös oder aufgeregt macht. Diese Emotionen können so stark sein, dass sie unsere Konzentration von allem anderen abziehen und wir nur noch warten. Vielleicht streifen wir ziellos durch den Tag, erledigen Miniaufgaben oder scrollen lustlos auf dem Handy herum, in der Hoffnung, dabei auf bloß nichts Interessantes zu stoßen, das uns in einen ganz anderen Modus katapultieren könnte: in den Modus »Zeit ist nicht real«.

Der Modus »Zeit ist nicht real«. Zu diesem Phänomen kommt es, wenn wir uns im Zustand der Hyperfokussierung befinden und alles, was um uns herum geschieht, ausblenden, auch das Vergehen der Zeit. Die Hyperfokussierung kann uns die ganze Nacht lang wachhalten. Wir konzentrieren uns dann beispielsweise so sehr auf ein Rabbit Hole im Internet, dass wir regelrecht schockiert sind, wenn wir schließlich merken, dass wir eigentlich schon vor Stunden zu Bett hatten gehen wollen. Darüber hinaus kann es frustrierend sein, den Zustand der Hyperfokussierung aus einem so »banalen« Grund wie einem Meeting oder anderer Termine verlassen zu müssen; dann kommt es nicht selten vor, dass wir überkompensieren und alles meiden, was diesen Zustand auslösen könnte. Ganz besonders trifft der Ausdruck »Zeitagnosie« also auf die Zeit zu, wenn wir hyperfokussiert sind.

Wie sich Zeitagnosie auswirkt

Manchmal maskiert sich Zeitagnosie als Prokrastination. Denken Sie an das letzte Mal zurück, als Sie eine Aufgabe monatelang vor sich hergeschoben haben, weil Sie »nicht genug Zeit« hatten, sie zu erledigen. Was passierte, als Sie sie schließlich erledigt hatten? Wenn ich wieder raten darf: Sie stellten fest, dass die Aufgabe bei Weitem nicht so viel Zeit in Anspruch nahm, wie Sie erwartet hatten. Und was geschah dann? Wahrscheinlich haben Sie sich selbst dafür gerügt, so lange mit dem Erledigen der Aufgabe gewartet zu haben. So kann Zeitagnosie unser Selbstvertrauen untergraben und Schuldgefühle in uns hervorrufen.

Daneben kann Zeitagnosie auch dazu führen, dass wir uns übermäßig engagieren. Durch die Unfähigkeit einzuschätzen, wie lange etwas braucht, glauben wir manchmal, mehr erledigen zu können, als uns physisch tatsächlich möglich ist. In der Folge werden wir vielleicht als zerstreut oder unzuverlässig wahrgenommen, während wir uns in Wahrheit lediglich überschätzen.

Diese auf der Hand liegenden Auswirkungen der Zeitagnosie – etwa zu spät zu Terminen oder Verabredungen zu kommen – können auch frustrierend für Freunde und Familie sein. Viele von ADHS betroffene Eltern haben Mühe, ihre Kinder rechtzeitig zur Schule oder zu Freizeitaktivitäten zu bringen. Das ist schon für eine neurotypische Person nicht leicht, doch fügt man der

Gleichung ein Elternteil mit ADHS und vielleicht noch ein neurodivergentes Kind hinzu, ist Pünktlichkeit praktisch ein Ding der Unmöglichkeit. Möglicherweise halten Freunde und Familie die Unpünktlichkeit für ein Anzeichen mangelnden Respekts – das Verhalten hat jedoch einen anderen Grund. Verstehen wir, warum unsere Beziehung zur Zeit so schwierig ist, können wir auch Lösungen finden, die uns den Umgang mit Arbeit und Familie erleichtern.

Zeitagnosie besser verstehen

Theresa, ein Mitglied meiner Community, hat einige der folgenden Strategien zur Verbesserung ihres Zeitmanagements ausprobiert. »Die Zeitagnosie wirkt sich täglich auf mich aus«, sagt sie. »Ich vertiefe mich morgens derart in die Zeitung, dass ich mir einen Wecker stellen muss, der mich daran erinnert, zur Arbeit zu gehen. Tue ich das nicht, komme ich zu spät. Leider ist es trotzdem immer noch so, dass ich mich, zehn Minuten bevor ich aus dem Haus muss, hektisch anziehe und häufig vergesse, mir die Zähne zu putzen. Ich brauche auch ein Signal, das mich an Termine später am Tag sowie daran erinnert, wann es Zeit ist, mich fertig zu machen und das Haus zu verlassen.«

Leider gibt es keine Patentstrategie, die sicherstellt, dass Sie nie wieder zu spät oder exzessiv zu früh kommen werden. Selbst wenn Sie jedes Werkzeug in diesem Buch beherrschen sollten: Sie sind immer noch ein Mensch, und Menschen machen Fehler. Es wird immer noch Tage geben, an denen etwas Sie so fesselt, dass Sie etwas anderes Wichtiges versäumen. Sie werden weiter überkompensieren und viel zu früh zu Verpflichtungen erscheinen. Kein Mensch, ob nun mit oder ohne ADHS, macht immer alles richtig; bleiben Sie also geduldig und seien Sie gnädig mit sich selbst, wenn Sie hinsichtlich Ihres Umgangs mit der Zeit an sich arbeiten. Das Ziel ist es, sich zu verbessern, nicht, perfekt zu sein.

Externalisieren Sie die Zeit

Eines der effektivsten Werkzeuge, mit denen Sie Ihren Umgang mit der Zeit verbessern können, ist die Externalisierung, die »Nach-außen-Verlagerung« der Zeit. Die könnte dann etwa darin bestehen, dass Sie logistische Dinge mit jemand anderem besprechen, um sicherzustellen, dass Sie keine blinden Flecken haben. Ihr Gehirn will Sie beispielsweise davon überzeugen, dass es reicht, 15 Minuten vor einer Verabredung das Haus zu verlassen, wenn Google Maps sagt, es dauere 15 Minuten, von Ihrem Haus zum Verabredungsort zu kommen. Erzählen Sie das jemandem, erinnert der Sie vielleicht daran, dass Sie noch Zeit brauchen, um den Ort zu finden und zu parken. Die Strategie eignet sich auch für alle Zu-früh-Kommer: Das Besprechen kann Ihnen dabei helfen zu erkennen, wenn Sie überkompensieren.

Ebenfalls hilfreich sind Werkzeuge wie visuelle Timer – Kurzzeitwecker, die anzeigen, wie die Zeit schwindet. Der Wecker auf dem Handy könnte sich als unpraktisch erweisen, denn nur allzu oft drücken wir die Schlummertaste, werden von etwas anderem in Anspruch genommen und vergessen, dass der Wecker überhaupt geklingelt hat. Der visuelle Timer hingegen schafft Übergangsphasen und führt uns das Vergehen der Zeit im wahrsten Sinne des Wortes vor Augen. Ich persönlich habe je einen visuellen Timer in der Küche, im Badezimmer und auf meinem Schreibtisch – an den Orten also, an denen ich am häufigsten in Zeitmanagement-Schlaglöcher rumple.

Gut können Sie die Zeit auch externalisieren, indem Sie die Schritte, die nötig sind, um etwas Bestimmtes zu tun, aufschreiben. So verfrachten Sie sie aus Ihrem Kopf aufs Papier und haben eine klarere Vorstellung davon, was realistisch ist und was nicht.

Probieren Sie es mit Zeiterfassung

Diese Technik ist besonders dann nützlich, wenn Sie auch zu den Menschen mit ADHS gehören, die »nur noch das hier« erledigen wollen. Es gibt verschiedene Zeitmanagement-Apps für diese Technik, Sie können aber auch ganz altmodisch Stift und Papier dazu benutzen. Kommen Sie beispielsweise ständig zu spät zur Arbeit, können Sie ein paar Tage lang die Zeit erfassen, die Sie brauchen, um sich fertig zu machen und zur Arbeit zu gelangen. Ich möchte Sie an dieser Stelle allerdings auch vor dem Versuch warnen, das System »übers Ohr zu hauen«. Ich weiß, wie ehrgeizig ADHSler sein können, doch hier geht es nicht darum, der oder die Schnellste zu sein. Versuchen Sie, Ihre Aufgaben in normaler Geschwindigkeit zu erledigen, und notieren Sie sich, wie lange Sie jeweils dafür brauchen – wann Sie beginnen, sich fertig zu machen, wann Sie das Haus verlassen und wann Sie an Ihrem Arbeitsplatz ankommen. Nach diesen paar Tagen wird Ihnen schon viel klarer sein, wie lange Sie wirklich brauchen. Dann können Sie Ihrem Gehirn »beweisen«, dass Sie morgens tatsächlich keine Zeit mehr haben, die Schublade aufzuräumen, wenn Sie pünktlich bei der Arbeit sein wollen.

Bedienen Sie sich des Timeboxings

Dies ist eine weitere Möglichkeit, wie Sie Ihren Umgang mit der Zeit verbessern können. Sie hat nichts mit Boxen zu tun – beim Timeboxing reservieren Sie sich in Ihrem Kalender für die Arbeit an einer Aufgabe einen vorher festgelegten Umfang an Zeit. Das sieht dann etwa so aus: »Arbeit am Blogpost 9:00–9:30 Uhr«. Dadurch entsteht eine gewisse Dringlichkeit, die Ihrem Gehirn die Motivation verschafft, die es braucht, um in die Gänge zu kommen.

Ziel hierbei ist es, nur die eingetragene Zeit auf die Aufgabe zu verwenden, ob diese nach Ablauf der Zeit nun zu Ende gebracht ist oder nicht. Deshalb eignen sich Projekte, die fertig werden müssen, für diese Methode nicht, bei allen anderen Projekten funktioniert sie jedoch gut. Zudem nehmen Sie mit ihr unbeliebte Aufgaben vielleicht eher in Angriff – schließlich wissen Sie ja, dass Sie sich nur eine kleine Zeit lang mit ihnen beschäftigen müssen. Zum Schluss summieren sich diese kleinen Zeitabschnitte, und die Aufgabe ist schneller erledigt, als Sie dachten. Was Ihnen wiederum hilft, sie das nächste Mal gleich zu erledigen.

Durch das Timeboxing können Sie Rabbit Holes und die Hyperfokussierung auf unerwünschte Projekte vermeiden. Wenden Sie die Methode einige Male pro Woche an, lernen Sie, die Zeit besser einzuschätzen und Ihren Tag besser zu planen. Auch fürs Timeboxing gibt es Apps, oder Sie nehmen eben wieder Stift und Papier zur Hand.

Verschwenden Sie keine Zeit mehr im Wartemodus

Allein zu erkennen, wann und warum Sie in Ihrem Tagesablauf in den Modus »warten« verfallen, könnte schon bahnbrechend für Sie sein. Finden Sie zunächst heraus, was an einer Situation Ihnen die Aufmerksamkeit raubt und Sie reglos verharren lässt. Etwas so Einfaches wie die Angst, den Termin zu verpassen oder zu spät zu kommen? Falls die Antwort auf diese Frage Ja lautet, könnten Sie sich immer wieder an den Termin erinnern lassen, was Ihrem Gehirn die Freiheit verschafft, sich in der Zwischenzeit mit anderen Aufgaben zu befassen. Habe ich zum Beispiel Angst, das Einloggen zu einer Videositzung zu vergessen, stelle ich mir den visuellen Timer neben meinem Computer. Dann sehe ich, wie die Zeit vergeht, und vertraue mehr darauf, sie nicht aus den Augen zu verlieren.

Oder befinden Sie sich im Modus »warten«, weil mit dem Termin Emotionen verbunden sind, die Sie den ganzen Tag an nichts anderes denken lassen? Wenn das der Fall ist, sollten Sie, wenn irgend möglich, solche Termine früh am Tag ansetzen und sich danach Zeit für eine Aktivität frei halten, die Ihnen dabei hilft, Ihre Emotionen zu verarbeiten und zu regulieren. Haben Sie keinen Einfluss auf den Zeitpunkt des Termins und liegt dieser am Nachmittag, sollten Sie sich in den Stunden vorher Zeit für Tätigkeiten reservieren, die Ihr Nervensystem beruhigen, beispielsweise Bewegung oder Meditation. Auf keinen Fall sollten Sie sich dann Aufgaben in den Terminkalender schreiben, die Ihr Gehirn kognitiv stark fordern.

Eine der besten Strategien, den Modus »warten« zu verkürzen oder es gar nicht erst so weit kommen zu lassen, besteht darin, sich bewusst zu machen, durch welche Dinge Sie sich gelähmt fühlen, wenn sie sehr spät am Tag in Ihrem Terminkalender stehen. Terminieren Sie das, was Sie terminieren können, so, dass es Ihnen angenehmer ist, und versuchen Sie, bei allem anderen gelassener zu bleiben.

Kommunizieren Sie freier über Zeit

Zu den ärgerlichsten Aspekten der Zeitagnosie gehört das Gefühl, andere zu enttäuschen. In Gesprächen zu diesem Thema geht es oft darum, »die Zeit der anderen zu respektieren«. Häufig mögen ADHSler es nicht zu warten, und so verstehen wir nur allzu gut, wie frustrierend es für andere ist, auf uns warten zu müssen. Damit haben wir ein großes Problem. Und je mehr wir mit anderen über dieses Problem sprechen und gemeinsam nach Lösungen suchen, desto besser. Seien Sie beim Ausmachen von Verabredungen etwas freier. Kommen Sie beispielsweise direkt von der Arbeit und wissen Sie nicht genau, wann Sie mit der Arbeit fertig sind, sollten Sie es mit einer neuen Herangehensweise versuchen. Vertrauen Sie nicht darauf, dass »es diesmal schon klappen wird«, sondern probieren Sie es mit einer neuen Kommunikationsstrategie. Statt zu sagen: »Wir treffen uns um sechs«, könnten Sie sagen: »Ich bin normalerweise zwischen sechs und halb sieben mit der Arbeit fertig. Könnte ich dir eine SMS schreiben, wenn ich mich auf den Weg mache?« So muss der andere nicht im Restaurant warten und sich fragen, wann Sie endlich auftauchen.

Sollte Ihnen Ihre Zeitagnosie Schwierigkeiten bei der Arbeit bereiten, überlegen Sie, ob Sie sich Hilfe von einem Kollegen oder einer Kollegin holen können. Bitten Sie eine Person Ihres Vertrauens beispielsweise darum, Sie an Meetings zu erinnern oder Sie auf dem Weg dorthin abzuholen. Revanchieren Sie sich auf einem Gebiet, auf dem Sie sich stark fühlen. In einem Umfeld, in dem wir aufhören, unsere Schwächen zu verbergen oder zu ignorieren, und in dem wir unsere Stärken nutzen, um uns gegenseitig zu unterstützen, können alle nur gewinnen.

Vielleicht haben wir durch ADHS Schwierigkeiten im Umgang mit der Zeit, aber wir tun uns und anderen keinen Gefallen, wenn wir das als Ausrede benutzen. Mit einem besseren Verständnis, Kommunikation und Zeitmanagementwerkzeugen können wir die negativen Einflüsse, die etwa die Zeitagnosie auf unser Leben und die Beziehung zu uns nahestehenden Menschen hat, minimieren.

Übung: Arbeitsblatt zur Zeiterfassung

Nutzen Sie das Arbeitsblatt zur Zeiterfassung, um Ihr Zeitmanagement zu verbessern und weniger häufig zu spät zu kommen.

ZEITERFASSUNG

Die Tabelle hilft Ihnen dabei festzustellen, wie viel Zeit Alltagsaufgaben im Allgemeinen in Anspruch nehmen. Zweck der Übung ist es, dass Ihr Gehirn lernt, wann welche Aufgabe zeitlich in Ihren Tagesablauf passt.

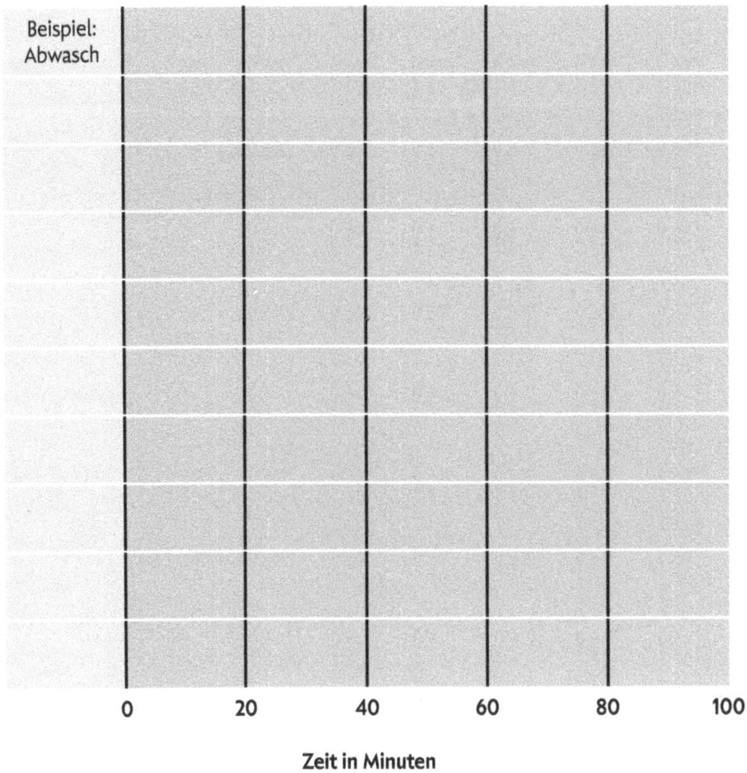

Kapitel 6

ÜBERSTIMULATION

»Weißt du noch, wie ein Redner bei unserer Abschlussfeier an der Uni damals in seiner Rede ›Fuck‹ gesagt hat?«, fragte eine Freundin mich.

»Hmmm ... Nein, daran kann ich mich nicht erinnern«, gab ich zurück.

»Oder wie wir Professor Smith Puzzleteilchen schenkten, damit er sie auch fortan weiter in seine Taschen stopfen konnte?«

»Auch daran kann ich mich nicht erinnern.«

Als ich mich mit meinen Freundinnen aus der Unizeit unterhielt, schwelgten wir in Erinnerungen – wobei ich mich allmählich fragte, woran *ich* mich erinnerte.

Ich erinnerte mich daran, wie hart der Stuhl gewesen war. An den kratzigen Stoff des Talars im Nacken, der mich beinahe aus der Haut fahren ließ. Dass die Klimaanlage offensichtlich direkt auf mich gerichtet war, sodass eine ungebändigte Haarsträhne mich an der Nase kitzelte, was mich seltsamerweise ungeheuer wütend machte. Dass die Scheinwerfer viel zu grell waren, dass es zu laut war und ich mich in meinen Klamotten nicht wohlfühlte. Dass ich nur eins wollte: nach Hause. Ich wollte das Ganze hinter mich bringen, und zwar so schnell wie möglich. Allerdings glaubte ich nicht, dass meine Freundinnen hören wollten, woran von unserer Abschlussfeier ich mich erinnerte. Also tat ich etwas, das ich selten tue: Ich war still.

Ich suchte weiter nach einer Anekdote, die ich beitragen konnte, war insgeheim aber verblüfft, an wie wenig ich mich erinnerte. Ich war immer stolz auf mein Langzeitgedächtnis gewesen. Ich konnte mich visuell und auditiv immer an fast alle Details großer Ereignisse erinnern. Tatsächlich könnte ich Ihnen erzählen, was genau ich anhatte und tat, als ich in der achten Klasse meine beste Freundin kennenlernte. Ich kann mich so exakt an Ereignisse erinnern, dass mein Umfeld nur noch staunt. Warum also konnte ich mir bezüglich meiner Abschlussfeier lediglich ins Gedächtnis rufen, wie beleidigend sich die Zeremonie für alle meine Sinne anfühlte?

Im weiteren Verlauf der Unterhaltung lachte ich mit meinen Freundinnen und gab vor, ebenfalls in Erinnerungen zu schwelgen, die wir alle gemeinsam hatten – alle, nur ich nicht. In Wirklichkeit aber war es mir peinlich: Ich fühlte mich wieder einmal *anders*.

Haben auch Sie so etwas schon einmal erlebt? Gehören Sie zu den Menschen, die bei gesellschaftlichen Ereignissen immer kurz nach draußen müssen, um »frische Luft zu schnappen«? Vielleicht haben Sie, ähnlich wie ich, ganze Tage im Büro verbracht, an denen Sie so sehr von einer kratzigen Naht an einer neuen Hose abgelenkt waren, dass Sie die Minuten zählten, bis Sie endlich nach Hause und sich von der Qual befreien durften. Wenn solche Geschichten ein unangenehmes Gefühl in Ihnen auslösen, kämpfen Sie möglicherweise damit, dass Ihre Sinne immer wieder von äußeren Reizen überfordert sind. Man nennt das auch Reizüberflutung.

Zwar gehört die Überstimulation derzeit nicht zu den diagnostischen Kriterien für ADHS, doch zeigen zahlreiche Studien, die in einem Artikel der Zeitschrift *Frontiers in Integrative Neuroscience* von 2019 zitiert werden, einen Zusammenhang zwischen ADHS und einer atypischen sensorischen Integration.[1] ADHS-Gehirne haben Mühe, Reize so herauszufiltern, wie neurotypische Gehirne das tun. Bei einem neurotypischen Gehirn hilft der präfrontale Kortex dabei, ungewünschte Informationen und Reize zu unterdrücken.[2] Die Unterschiede, die ADHS-Gehirne in diesem Hirnareal aufweisen, tragen wahrscheinlich zu den Problemen bei, die wir mit der Verarbeitung von Reizen haben. Ich benutze in diesem Zusammenhang gern die Metapher der zwei verschiedenen Arten von Küchensieben. Das neurotypische Gehirn ist wie ein Drahtsieb mit winzigen Löchern. Das Einzige, das beim Abgießen von Nudeln durch diese Löcher geht, ist das Wasser, das herausgefiltert werden soll. Das ADHS-Gehirn ist wie ein Sieb mit riesigen Löchern. Durch sie geht das Wasser natürlich auch, darüber hinaus aber noch die eine oder andere Nudel. Zudem lassen wir nicht nur mehr durch, als wir wollen, das Ganze geht auch noch viel schneller. Und weil unser Gehirn mit der Verarbeitung kaum nachkommt, sind wir ständig überfordert.

Jo, ein Mitglied meiner Community, beschreibt ihre Erfahrungen folgendermaßen: »Am meisten überstimuliert fühle ich mich in einer Umgebung wie einem Restaurant. Mir brummt der Schädel vom Stimmengewirr um mich herum, ich habe Schwierigkeiten, mich auf das, was jemand zu mir sagt, zu konzentrieren. Ich kann die Nebengeräusche nicht herausfiltern: das metallische Geräusch des Bestecks, das Klirren der Gläser, das laute

Summen der Kaffeemaschine, das Kratzen der Stühle auf dem Boden, ein weinendes Kind. Hinzu kommen noch die schweren Gerüche, die grellen Lampen oder die Reflexionen der Sonne, ein harter, unbequemer Stuhl. Und dann soll man sich auch noch etwas zu essen aussuchen! Das alles überfordert mich, mir wird dabei häufig regelrecht übel.«

Oft berichten ADHSler davon, Dinge sehr viel intensiver zu hören, zu riechen und zu fühlen. So kann das Geräusch eines Bleistifts, mit dem bei einer Prüfung auf eine Unterlage geklopft wird, das Einzige sein, woran wir bei dieser Prüfung denken können. Die gesteigerte Sinneswahrnehmung kann auch der Grund dafür sein, warum wir in einem lauten, grellen Raum voller Gerüche Angst haben oder gereizt sind. Die Überstimulation ist nicht nur ärgerlich, sie kann sich immens auf unsere Gewohnheiten, unser Verhalten und unser soziales Leben auswirken.

Die einzigartigen Vorteile eines Filters, der mehr durchlässt

Manchmal beneide ich meine neurotypischen Freunde um ihr Filtersystem. Es ist ermüdend, sich um einen Sinneshaushalt wie den meinen kümmern und sicherstellen zu müssen, dass man nicht ständig überreizt wird. Ich habe schon Einladungen abgelehnt und mich aus Verabredungen geschlichen, weil ich Angst hatte, die Umgebung könnte mich überfordern. Allerdings hat ein Filtersystem, das mehr durchlässt als sein neurotypisches Gegenstück, auch seine einzigartigen Vorteile. Gehe ich beispielsweise mit meinen Freundinnen laufen, kommt es nicht selten vor, dass ich zu ihnen sage: »Geht mal etwas zur Seite, hinter uns kommt ein Fahrrad!« Ich bin fast immer die Erste, die Fahrräder, Vögel und Eichhörnchen bemerkt. Zwar bin häufig ich diejenige, die Unterhaltungen in eine ganz andere Richtung lenkt, dafür bin ich aber auch diejenige, die die Umgebung bis ins kleinste Detail wahrnimmt und so für Sicherheit und anhaltende Neugier sorgt.

Viele ADHSler berichten davon, Verbindungspunkte sehen zu können, die andere nicht sehen. Vielleicht können wir durch unser spezielles Filtersystem Räume auch besser »lesen« als Menschen mit einem neurotypischen Gehirn. Lernen wir, mit unserer Reizschwelle umzugehen und uns geerdeter zu fühlen, können wir uns auch besser auf die Gaben einlassen, die unser einzigartiges ADHS-Gehirn mit sich bringt.

Was tun, wenn zu viele Reize auf uns einprasseln?

Meist wird die Überstimulation oder Reizüberflutung im Zusammenhang mit der Kindheit diskutiert, beim Erwachsenen, so glaubt man, sei sie weniger stark ausgeprägt – man wachse quasi aus ihr heraus. Wenn Sie jedoch das Kind waren, aus dessen Kleidung alle Schildchen herausgeschnitten werden mussten, sind Sie jetzt vielleicht auch die Mutter, die sich unglaublich erschöpft und überfordert fühlt, wenn sie mit den Kindern aus dem lärmenden, überfüllten Einkaufszentrum nach Hause kommt. Schließlich werden aus Kindern mit ADHS Erwachsene mit ADHS. Wir mögen lernen, Reize bis zu einem gewissen Grad besser verarbeiten zu können, doch haben auch viele Erwachsene noch mit Reizüberflutung zu kämpfen.

Dabei nimmt die Reizverarbeitung im Laufe des Lebens nicht allmählich ab, könnte also nicht in einer stetigen nach unten führenden Kurve dargestellt werden. Eine solche Darstellung würde vielmehr aus Gipfeln und Tälern bestehen, je nach Umgebung, gesundheitlichem Zustand, Alter und sogar Hormonen.

Wir können die Überstimulation nicht aus der Welt schaffen, aber wir können uns bemühen, unserem Gehirn eine Umgebung zu bieten, in der wir die nötige Ruhe bekommen und besser mit den Auswirkungen der Überstimulation umgehen können.

Kümmern Sie sich um Ihre biologischen Bedürfnisse

Sind wir übermüdet oder vor lauter Hunger schon aggressiv, können wir die Reize aus unserer alltäglichen Umgebung noch viel weniger herausfiltern als ohnehin schon. Deshalb sprechen so viele frisch gebackene Eltern von »Überberührung« oder »Übersprechen« – ihnen wird körperliche Nähe oder das Reden zu viel. Treffen unzulänglicher Schlaf und unzureichende Nahrung auf eine laute Umgebung, sind die Sinne schneller und weitaus dramatischer überfordert. Ob es sich bei dieser Umgebung nun um die eigenen vier Wände oder den Arbeitsplatz handelt: Schlafen wir ausreichend und ernähren wir uns ausgewogen, haben wir im Umgang mit dieser Umgebung viel bessere Karten.

Erkennen Sie Anzeichen und Auslöser

Schulen Sie sich darin, die ersten Anzeichen einer Überstimulation bei sich selbst zu erkennen. Vielleicht sind Sie gereizt, wissen aber nicht genau, warum. Vielleicht zappeln Sie auch mehr als sonst auf Ihrem Stuhl herum und finden einfach keine bequeme Sitzposition. Was auch immer Sie als Ihre Frühwarnsymptome identifizieren, Sie sollten so schnell wie möglich handeln, um die Auswirkungen zu mildern. Sind Sie dann bei der Arbeit, könnten Sie einen kleinen Spaziergang machen und tief durchatmen. Sind Sie mit den Kindern zu Hause, könnten Sie sich ebenfalls etwas Zeit für sich nehmen, um sich zu beruhigen. Je früher Sie erkennen, dass Ihre Sinne überreizt sind, desto größer ist die Chance, einen Zusammenbruch des ganzen Systems zu vermeiden.

Gehen Sie sorgsam mit Ihrem »Reizkonto« um

Ich vergleiche die Reiztoleranz eines ADHSlers zu Beginn des Tages nach einer Nacht erholsamen Schlafs gern mit einem gut gefüllten Bankkonto. Im Laufe des Tages, an dem wir verschiedene Umgebungen durchwandern, auf die wir keinen Einfluss haben, geben wir von diesem Konto verschieden hohe Geldsummen aus. Ein paar Stunden in einem Büro mit Neonröhrenlicht kosten uns ein paar Dollar, führen aber nicht zum Bankrott. Nach einem ganzen umtriebigen Konferenztag hingegen kann das Konto leer sein. Wenn Sie schon wissen, dass Ihnen ein solcher Tag bevorsteht, ist es vielleicht nicht die beste Idee, den Abend davor in einer überfüllten Karaoke-Bar zu verbringen. Wenn Sie der Vorstellung nicht widerstehen können, gemeinsam mit Ihren Freunden auf einer Bühne zu singen, sollten Sie sich überlegen, wie Sie Ihr Bankkonto tagsüber wieder etwas auffüllen könnten – vielleicht durch einen Spaziergang an der frischen Luft, durch Meditation oder einfach etwas Stille. Der Schlüssel zum Erfolg besteht darin, sich den eigenen Kontostand bewusst zu machen und zu handeln, bevor Sie Ihr Konto überziehen.

Setzen Sie sich für die Bedürfnisse Ihrer Sinne ein

Ich habe einen Traum. Eines Tages wird es keine schreienden Kinder mehr geben, die Umgebung an unserem Arbeitsplatz wird so heiter und ruhig sein wie in einem Spa und unsere Kleidung wird sich immer weich und bequem anfühlen. Bis es soweit ist, ermuntere ich Sie dazu, sich zu Ihrem eigenen Anwalt zu machen und sich Orte zu schaffen, die Ihren sensorischen Bedürfnissen gerecht werden.

Bemerken Sie, dass ein Sitzungsraum seit Wochen nicht benutzt wurde, fragen Sie nach, ob Sie dort arbeiten können, wenn Sie eine ruhige Umgebung brauchen, um sich zu konzentrieren. Wenn Sie mit Freunden essen gehen wollen und sich besprechen, wohin, sagen Sie nicht das Übliche: »Ich bin mit allem einverstanden«, sondern schlagen Sie ein kleines Restaurant mit ruhiger Terrasse vor. Wenn Sie wissen, welche Umstände Ihren sensorischen Bedürfnissen gerecht werden, und sich für sie einsetzen, fühlen Sie sich selbstwirksamer und im Alltag geerdeter.

Nutzen Sie Hilfsmittel

Leider stehen uns die genannten Strategien aufgrund unserer Arbeits- oder Lebensumstände nicht immer zur Verfügung. Wir können nicht kündigen, weil der Kollege nebenan so laut ist, oder uns stundenlang vor unserem weinenden Baby verstecken. Zum Glück kommen mittlerweile jeden Tag neue Produkte auf den Markt, die Erwachsenen mit ADHS im Umgang mit weniger optimalen Umgebungen helfen. Noise-Cancelling-Kopfhörer sind eine ausgezeichnete Wahl für Tage, an denen Sie die Umtriebigkeit und das Stimmengewirr um sich herum ausblenden wollen. Es gibt sogar Ohrstöpsel, die die Geräuschkulisse dämpfen, mit denen Sie ein Gespräch aber immer noch hören können. Mit solchen Hilfsmitteln ist mein »Reizkonto« länger gefüllt, und ich gelange erst später an den Punkt der sensorischen Überforderung.

Mein Lieblingshilfsmittel, um Reizüberflutung zu vermeiden, ist vielleicht meine Gewichtsdecke. Der Druck, den sie durch die Gewichte auf meinen Körper ausübt, erdet mich und beruhigt meine Sinne. Inzwischen ist meine ganze Familie ein Fan dieser Decken: Vier von uns fünfen schlafen inzwischen unter ihnen, und auf Autofahrten sind sie immer dabei.

Übung: Arbeitsblatt zum »Reizkonto«

ARBEITSBLATT ZUM »REIZKONTO«

Listen Sie unten links alle Dinge auf, die Ihre Fähigkeiten im Umgang mit Sinnesreizen verbessern, und rechts alles, wodurch sich diese Fähigkeiten verschlechtern. Bemerken Sie, dass sich eine Reizüberflutung anbahnt, greifen Sie auf die Liste zurück: Tun Sie die Dinge links und meiden Sie nach Möglichkeit die Dinge rechts. So gleicht sich Ihr »Reizkonto« wieder aus.

+	−

Drücken Sie den »Neustart«-Knopf

Es ist leider unvermeidlich: Was Sie auch tun, um eine Überstimulation zu verhindern, Sie werden sie immer noch gelegentlich erleben. Wie Sie persönlich sich davon erholen, ist so einzigartig wie jeder Mensch; hilfreich ist es sicherlich, eine Liste dieser Dinge zu erstellen. Viele Betroffene finden die Tiefenatmung, Erdungsübungen oder körperliche Bewegung sehr effektiv. Nehmen Sie sich einen Augenblick Zeit und schreiben Sie alles auf, was sich beruhigend für Sie anhört. Bewahren Sie die Liste an einem Ort auf, zu dem Sie das nächste Mal, wenn die Überstimulation zuschlägt, leicht Zugang haben.

Kapitel 7

UNTERSTIMULATION

Eines Morgens im zweiten Sommer der Covid-19-Pandemie führte ich meine »morgendliche Pandemieroutine« aus. Ich stand früh auf und ging laufen und machte mein Work-out. Als ich wieder zu Hause war, nahm ich mir Wasser und Kaffee und ließ mich an meinem Lieblingsplatz im Garten nieder. Es war nach neun, und ich sah mir auf dem Handy die aktuellen Fallzahlen in meiner Gegend an. Der nächste Schritt meiner Routine bestand darin, eine örtliche Facebook-Seite aufzurufen, auf der täglich eine Grafik mit den Fallzahlentrends gepostet wurde. Ich nahm die Informationen in mich auf, verbrachte einige Minuten mit Mutmaßungen darüber, was die Zahlen bedeuteten, und las dann die Kommentare darunter.

Ich scrollte mich durch die hitzige Debatte und versuchte dabei erfolglos, die ärgerliche Frage zu ignorieren, die mir jedes Mal bei meiner Routine durch den Kopf schoss: »Meredith, warum tust du das immer noch?« Ich hasste es, dass ich darauf keine logische Antwort finden konnte. Zu dieser Zeit war es schon längst nicht mehr nötig, sich täglich mit den Zahlen zu beschäftigen. Meine Kinder waren wieder in der Schule, die Geschäfte waren wieder geöffnet. Ich arbeitete von zu Hause aus und war auf einem Gebiet tätig, das nichts mit dem Gesundheitssektor zu tun hatte. Ich bin keine Statistikerin. Ich hatte jede Menge Zugang zu Nachrichtenquellen, die mich sicherlich informieren würden, wenn die Zahlen wieder stiegen. Warum also beschäftigte ich mich seit mehr als zwölf Monaten Tag für Tag obsessiv mit diesem Thema? War es vielleicht einfach zur Routine geworden? Diese Antwort stimmte irgendwie nicht ganz. Nachdem ich ein paar Minuten versucht hatte, mich selbst zu analysieren, schob ich die Frage beiseite und widmete mich anderen Aufgaben.

Einige Stunden später öffnete ich apathisch mein Laptop und loggte mich zu einem wöchentlichen Teammeeting meines damaligen Jobs ein. Nach dem üblichen Small Talk über das Wetter begann mein Supervisor das Meeting mit einer Ankündigung, auf die ich nicht vorbereitet war. Wir würden weiter von zu Hause aus arbeiten, wenigstens für die nächsten sechs Monate. Die meisten Mitglieder meines Teams wirkten erleichtert. Manche freuten sich sogar, versuchten aber, das zu verbergen. Alles Reaktionen, die Sinn ergaben. Schließlich war die Arbeit durch das Homeoffice leichter geworden. Doch während sich meine Kolleginnen und Kollegen bemühten, sich nicht allzu glücklich über die Ankündigung zu zeigen, unterdrückte ich eine ganz andere Reaktion. Ich war sowohl enttäuscht als auch besorgt angesichts der Aussicht, weitere sechs Monate in dieser Position verharren zu müssen, die ich als absolut sterbenslangweilig empfand.

Als das Meeting vorbei war, kehrte ich zu dem Platz im Garten zurück, an dem ich mir am Morgen obsessiv die Corona-Fallzahlen angesehen hatte, und versuchte, die Neuigkeit zu verarbeiten. Ich dachte darüber nach, wie sich mein Job während der Pandemie verändert hatte. Er hatte sich zu dem entwickelt, was viele wohl als Traumjob bezeichnen würden. Er war bequem und einfach. Ich hatte den besten Chef der Welt und fühlte mich wertgeschätzt. Es gab fast keinen Druck. Oft loggte ich mich ein und fand keinerlei Arbeit vor. Für mich war das ein solcher Horror, dass ich mit dem Gedanken spielte zu kündigen.

Ich war verwirrt und beschloss, es mit einem Brain Dump zu versuchen, um wieder Ordnung in meinen Kopf zu bringen – die Technik hatte ich bei einem meiner ADHS-Coachings erlernt. Als ich meine Gedanken niederschrieb, tauchte die Frage vom Morgen wieder auf. Plötzlich hatte ich die Antwort und hielt sie in einem einzigen Wort fest: *Unterstimulation*. Plötzlich war alles klar. Dass ich mir jeden Tag die Covid-Zahlen ansah, hatte nichts damit zu tun, dass ich die Information tatsächlich brauchte, sondern damit, dass ich in Erwartung einer Entdeckung Dopamin ausschüttete. Nicht zu wissen, ob sich die Zahlen vielleicht dramatisch verändert hatten oder Bewegung in die Kommentare gekommen war, diente mir als Stimulation am Beginn eines Tages, der unweigerlich banal sein würde. Als ich erkannt hatte, wie sich die Unterstimulation auf mich auswirkte, war mir schleierhaft, wie ich das vorher nicht hatte sehen können. Ich fühlte mich weniger schuldig, meinen bequemen Job kündigen zu wollen, und bestärkt, meine »Flucht« ordentlich zu planen.

Warum ADHS-Gehirne unterstimuliert werden, und wie wir das erkennen

Denken Sie einmal kurz darüber nach, was Sie alles Verrücktes anstellen, wenn Sie gelangweilt sind. Freuen Sie sich regelrecht, wenn in der Nachbarschaft Streit ausbricht? Ertappen Sie sich dabei, dass Sie andere bei einem pikanten Gespräch belauschen, wenn sich die Arbeit endlos hinzieht? Ist schon in Ordnung – Sie dürfen ehrlich sein. Das geht mehr ADHSlern so, als Sie glauben würden.

Es kommt in der Tat recht häufig vor, dass sich Unterstimulation als aggressives Verhalten zeigt. Kinder zanken sich dann gern mit anderen Kindern auf dem Spielplatz oder streiten sich mit ihren Eltern über alles und jeden. Erwachsene greifen dann gern völlig Fremde im Kommentarbereich von Facebook an oder diskutieren mit dem Partner aus keinem erkennbaren Anlass über längst vergangene Zwistigkeiten. Solche Verhaltensweisen wurzeln nicht immer in der Unterstimulation, doch wenn keine anderen Ursachen vorliegen, könnte das Dopamin, das dabei ausgeschüttet wird, tatsächlich der Schuldige sein.

Dopamin ist ein Neurotransmitter im Gehirn, der mit Gefühlen von Vergnügen und Tatendrang verbunden ist. Allerdings verarbeiten ADHS-Gehirne Dopamin in der Regel anders als neurotypische Gehirne. Bietet uns unsere Arbeit oder unser Privatleben nicht ausreichend »gesunden« Zugang zu Dopamin, fühlt sich unser Gehirn chronisch unterstimuliert. Leider fühlt es sich manchmal gut an, schlecht zu sein, und so suchen wir mitunter unwissentlich den Konflikt, um unser Gehirn auf Trab zu bringen. Ich möchte uns hier keine Absolution erteilen, wenn wir ein Drama auslösen oder andere mit Worten verletzen – wir sind dafür schon auch persönlich verantwortlich. Ich möchte nur, dass Sie in Erwägung ziehen, dass es Ihnen möglicherweise nicht an Moral mangelt. Vielleicht gibt es da einen Mittäter, der solche Verhaltensweisen beeinflusst und jahrelang unentdeckt geblieben ist.

Doch zeigt sich die Unterstimulation nicht nur in dem Bedürfnis, für Aufregung oder Drama zu sorgen. Sie kann auch im

Gewand der Apathie oder mangelnden Motivation daherkommen. Etwas, das ich von ADHSlern immer wieder höre, ist, dass sie das Gefühl haben »festzustecken«. Sie sind nicht übermäßig gestresst, das, was an Arbeit anfällt, ist zu bewältigen. Dennoch können sie sich einfach nicht motivieren, irgendetwas in Angriff zu nehmen. Sie wissen vielleicht, wovon ich rede, wenn auch Sie sich vor Arbeitsbeginn erst einmal durch die sozialen Netzwerke scrollen. Und es ist zwar möglich, dass dies nur zehn Minuten dauert – aber wir beide wissen, wie unwahrscheinlich das ist.

Warum also verschwenden so viele ADHSler Stunden damit, auf dem Handy herumzudaddeln und sich ihren Verpflichtungen zu entziehen? Sind wir einfach nur faul? Wieder: Nein, es liegt am mangelnden Dopamin. Unser Gehirn sucht unbewusst nach Dopamin und Interessantem, wenn wir uns durch unsere Aufgaben nicht ausreichend stimuliert fühlen. Sich durch die sozialen Netzwerke zu scrollen ist wie das Spielen am Automaten. Wir hoffen auf den »Jackpot-Post«, mit dem sich unser Gehirn wieder lebendig fühlt, was natürlich Stunden dauern kann. Und so verlieren wir meist mehr, als wir gewinnen.

Das vielleicht am schwersten zu erkennende Anzeichen von Unterstimulation ist die Erschöpfung. Es gibt viele Gründe, warum jemand mit ADHS müde sein könnte. Wir haben Schlafprobleme, fühlen uns häufig überfordert und kämpfen damit, unseren Alltag zu managen. All das laugt aus. Allerdings ist die aus Unterstimulation resultierende Ermüdung anders. Wie fühlen Sie sich am Ende eines Arbeitstages, an dem Sie nichts anderes zu tun hatten, als »beschäftigt« auszusehen? Lustlos und erledigt? Und wie fühlen Sie sich am Ende eines Arbeitstages, an dem Sie eine tolle Brainstorming-Sitzung hatten und an einem aufregenden neuen Projekt arbeiteten? Wahrscheinlich kommen Sie dann mit zehn Mal mehr Energie nach Hause als an dem

Tag, an dem Sie auf die Uhr starrten und versuchten, produktiv zu wirken.

Die Art von Erschöpfung, die wir erfahren, wenn das Leben »ganz okay« ist, kann verwirrend sein. Sie kann eine Abwärtsspirale in Gang setzen, die durch Ruhe nicht aufgehalten werden kann, wie viel davon wir uns auch gönnen. Natürlich müssen zahlreiche geistige und körperliche Faktoren in Betracht gezogen werden, wenn man einer auf den ersten Blick unerklärlichen extremen Erschöpfung auf den Grund gehen will; haben Sie und Ihr Arzt jedoch nichts gefunden, sollten Sie auch Unterstimulation als mögliche Ursache erwägen.

Machen Sie Ihr Leben so bunt, wie Sie es sich wünschen

Wenn ich heute an den Augenblick zurückdenke, in dem ich meine Angewohnheit, mir die Covid-Zahlen anzusehen, endlich mit Unterstimulation in Verbindung brachte, bin ich dankbar, dass ich mir damals schon einiges an Wissen über ADHS angeeignet hatte. Hätte ich den Zusammenhang nicht herstellen können, hätte ich mit meinem perfekten, leichten, bequemen und verheerend langweiligen Job wohl lange weitergemacht. Wohl auch aufgrund meiner vergangenen Erfahrungen, mich mit nicht inspirierenden Positionen zufriedenzugeben, viel länger, als mir gutgetan hätte.

Angetrieben von dieser neuen Selbsterkenntnis wurde mir klar, dass ich nicht länger den bequemen Weg würde gehen können, nur um gewisse Unsicherheiten und Ängste zu vermeiden. Monate zuvor hatte ich meine Ausbildung zum ADHS-Coach abgeschlossen; ich musste nur noch eine einzige Sache erledigen, dann konnte es losgehen. An diesem Tag machte ich einen Termin mit einem Businessberater aus und stellte mich der für mich ungeheuren Herausforderung, meine eigene Website zu gestalten. Die Erkenntnis, dass die Unterstimulation einen so großen Teil meines Verhaltens steuerte, war praktisch der Tritt in den Allerwertesten, den ich brauchte, um mich endlich ins kalte Wasser zu trauen und zu tun, was ich mir wirklich wünschte. Schärfen wir unser Vermögen, Unterstimulation zu erkennen, kann dies der Katalysator sein, das erfüllte Leben, nach dem wir uns sehnen, endlich zu beginnen.

Interessen den Vorrang geben und Unterstimulation bekämpfen

»Fehlt mir irgendwo der gewisse Anreiz, suche ich ihn andernorts – das sind dann die ›Ablenkungen‹, mit denen ich tagtäglich kämpfe«, so Karli aus meiner Community. »Ist eine Aufgabe langweilig oder bin ich generell unterfordert, suche ich unterbewusst nach mehr. Weiß ich nicht, wie ich mich angemessen fordern kann, erkenne aber, dass ich unterfordert bin, kann ich mich im Allgemeinen nicht auf die Aufgabe konzentrieren, die ich erledigen soll, und bekomme sie deshalb auch nicht hin.«

Sehen wir uns einige Strategien an, die uns dabei helfen können, nicht in die Falle der Unterstimulation zu tappen.

Beginnen und beenden Sie den Tag mit etwas Interessantem

Die meisten Menschen müssen jeden Tag auch Dinge tun, die sie nicht gern tun. Sich dazu zu motivieren ist schon schwer genug, sind wir jedoch chronisch unterfordert, ist dies fast unmöglich. Einer der besten Wege, die allgemeine tägliche Motivation zu steigern, besteht darin, den Tag mit etwas Interessantem zu beginnen und zu beenden. Vielleicht gehen Sie vor der Arbeit mit einer Freundin laufen, nehmen sich ein interessantes Hörbuch mit in die S-Bahn oder probieren ein neues Rezept fürs Abendessen aus. Manchmal ist es effektiver, wenn es jeden Tag etwas anderes ist – doch Hauptsache, es ist interessant und anregend und Sie können sich jeden Morgen und Abend darauf freuen. Schaffen Sie Raum für die Dinge, die Ihr Dopamin fließen lassen! Dann ist Ihr Gehirn zufriedener und Ihnen fällt es leichter, auch uninteressante Aufgaben in Angriff zu nehmen.

Setzen Sie sich immer ein Ziel

ADHS-Gehirne lieben es, Zielen hinterherzujagen. Ich bin davon überzeugt, dass dies einer der vielen Gründe dafür ist, warum es in meiner Laufgruppe überproportional viele ADHSler gibt. Für uns ist es sehr wichtig, etwas zu haben, auf das wir hinarbeiten können. Dennoch muss zum Thema Ziele und ADHS noch etwas gesagt werden: Diese Ziele können sich verändern oder entwickeln. Viele ADHSler haben das Gefühl, »versagt« zu haben, wenn sie das Ziel, das sie sich gesetzt haben, aufgeben oder nicht erreichen. Sie zögern dann, überhaupt noch etwas Neues anzufangen. Deshalb soll noch einmal betont werden, dass es nicht darauf ankommt, ob Sie Ihr Ziel letztlich erreichen oder irgendwann aufgeben, auch wenn das enttäuschend sein mag. Wichtig ist die Befriedigung, die Sie beim Hinarbeiten auf das Ziel empfinden. Dopamin wird beim *Erwarten* einer Belohnung ausgeschüttet, nicht wenn wir die Belohnung tatsächlich bekommen. Welche Ziele also haben Sie in letzter Zeit beiseitegeschoben? Wollten Sie eine neue Sprache lernen oder Ihr erstes Buch schreiben? Einen Marathon laufen? Selbst wenn Sie es nicht über die Ziellinie schaffen, wird Ihnen die Reise nützlich sein – auf die eine oder andere Art und Weise.

Übung: Interessens»buchstützen«

Nutzen Sie dieses Arbeitsblatt zum Brainstorming, wie Sie Ihren Tag mit interessanten Dingen »einrahmen« könnten. Bewahren Sie das Blatt dann an einem Ort auf, an dem Sie es oft sehen.

MEINE INTERESSENS»BUCHSTÜTZEN«

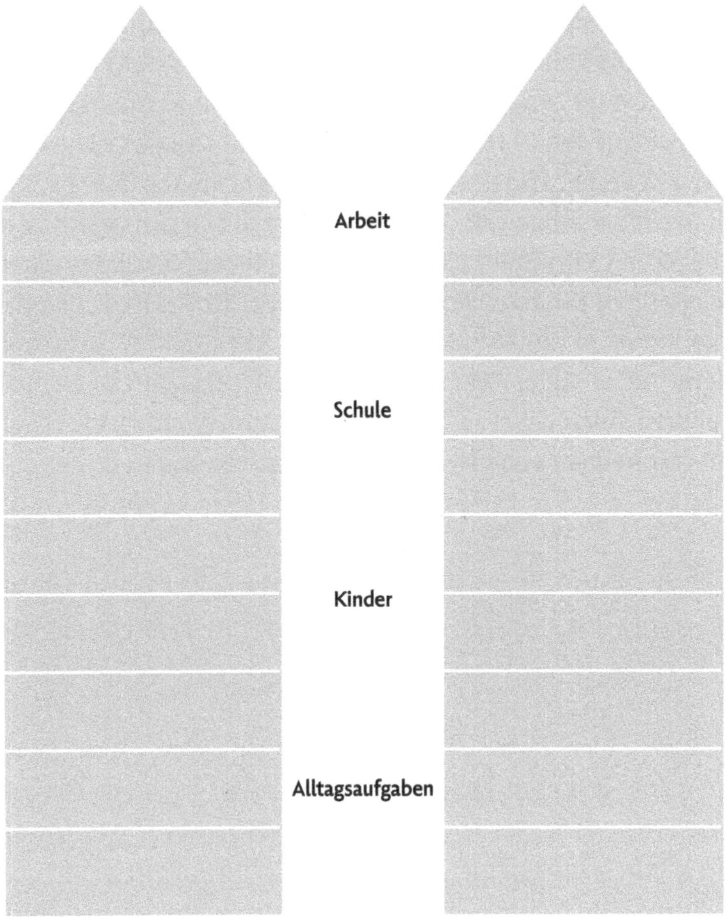

Pflegen Sie Ihre natürliche Neugier

Neugier ist eines der wirksamsten Mittel gegen Unterstimulation. ADHS-Gehirne lechzen geradezu nach Informationen und sind am zufriedensten, wenn sie gut damit gefüttert werden. Falls Ihre Arbeit in letzter Zeit langweilig geworden ist, sollten Sie Ihren Vorgesetzten fragen, wie Sie Ihre Fähigkeiten vertiefen könnten. Bietet Ihre Firma Möglichkeiten zum Lernen und zur Fortbildung an? Wenn nicht, wie könnten Sie Ihren Arbeitstag für sich fordernder gestalten? Vielleicht ist es Zeit, eine neue Kollegin oder einen neuen Kollegen besser kennenzulernen. Sind Sie mit den Kindern zu Hause, ist das jetzt die Gelegenheit, den kindlichen Interessen nachzugehen, denen Sie als Kind nicht nachgegangen sind. Wie könnte man beispielsweise all die coolen und seltsamen Tiere da draußen besser erkunden als mit neugierigen Kindern? Mir scheint, Albert Einstein (der, so wird angenommen, eine undiagnostizierte ADHS hatte) hat uns gemeint, als er sagte: »Wer aufhört zu lernen, fängt an zu sterben.« Nehmen Sie sich dieses Zitat zu Herzen und erlauben Sie es sich, ein von Neugier angetriebenes Leben zu leben.

Kapitel 8

MOTIVATIONSPROBLEME

Ich starrte meine Laufklamotten auf dem Stuhl an. Sie lagen dort nun schon seit sechs Tagen. Und bevor sie da lagen, lagen andere da, die ich nur weggeräumt hatte, weil Besuch gekommen war. Ich war seit zwei Wochen nicht mehr gelaufen und hatte keine Ahnung, warum es mir plötzlich so schwerfiel, mich von der Couch aufzuraffen. Das Wetter: perfekt; mein Terminkalender: halb leer. In den Monaten vor dieser »Laufebbe« war ich jeden Morgen um halb fünf aufgestanden, hatte mir die Schuhe zugebunden und war 16 Kilometer oder mehr gelaufen. Was war mit mir geschehen? Vor einigen Wochen hatte ich meinen jüngsten Marathon absolviert; war ich in den letzten Wochen vor dem Wettkampf erschöpft gewesen, hatte ich mir gesagt: »Ich freue mich so sehr darauf, wieder nur aus Spaß zu laufen.« Doch als der Marathon dann vorüber und die Gelegenheit, »nur aus Spaß zu laufen«, gekommen war, konnte ich mir kaum etwas Unspaßigeres als Laufen vorstellen.

Ich schrieb einigen meiner Lauffreunde eine Nachricht, um mich zu beklagen. Keiner antwortete. Sie waren vermutlich alle laufen, sogen das wunderschöne Wetter in sich auf und genossen die ausgeschütteten Endorphine.

Anschließend suchte ich in den Social Media nach Motivationszitaten, doch das millionenfache »Tu's einfach« half auch nicht. Also blieb ich auf der Couch kleben.

Irgendwann versuchte ich es dann noch mit der billigen Nummer, mich auf die Waage zu stellen. Vielleicht sah ich ja dort eine Zahl, die mir nicht gefiel und die mir schließlich doch noch den Motivationsschub verpassen würde, den ich brauchte, um mir endlich wieder die Laufschuhe zu schnüren. Gab ich den gehässigen Stimmen in meinem Kopf nur lange genug recht, würden mich meine Schuldgefühle möglicherweise doch noch aus dem Haus treiben.

Aber nein: Die Schuldgefühle reichten nicht aus. Auch in den darauffolgenden Monaten nicht. Und so gab ich ganz allmählich das Hobby auf, von dem, so hatte ich früher gedacht, mich nur das Alter oder eine Verletzung hätten abhalten können.

Warum schwankt die Motivation bei ADHSlern so extrem?

Mich würde interessieren, wie motivierend Sie den Spruch »Tu's einfach« finden. Katapultiert er Sie von Ihrer Couch direkt in einen energiegeladenen Tag hinein? Oder ist er nur weißes Rauschen im Meer der anderen Motivationsphrasen, die Ihnen auch nichts sagen? Ich glaube, für die meisten ADHSler bedeutet er Letzteres. Wir müssen genau wissen, *was* wir tun sollen, *wie* wir es tun sollen und warum wir es überhaupt tun wollen sollten. Unsere Gehirne lassen uns gar nichts »einfach tun«.

An der Motivation ist Dopamin maßgeblich beteiligt, und da unserem Gehirn stets weniger von diesem Neurotransmitter zur Verfügung steht, ist es für uns viel schwerer, etwas zu tun, nur weil wir es tun *sollten*.

Vielleicht klingt das aber auch so gar nicht nach Ihnen. Vielleicht identifizieren Sie sich nicht mit dem Bild eines Menschen mit geringer Motivation. Vielleicht trifft auf Sie eher das Profil eines Menschen zu, der ungewöhnlich viel Motivation hat ... manchmal.

Viele ADHSler sind verwirrt von der Rolle, die Motivation in ihrem Leben spielt. Wochenlang sind wir buchstäblich unaufhaltsam, wir machen große Schritte und fühlen uns fantastisch. Dann wird irgendwo in uns ein Schalter umgelegt und wir kleben am Sofa, sind unfähig, auch nur die einfachsten Aufgaben zu erledigen, die uns unserem Ziel näherbringen.

Mit dieser verwirrenden Abfolge von Motivationshochs und -tiefs sind Sie nicht allein. Die stereotype Vorstellung, ADHSlern mangele es stets an Motivation, ist nicht ganz richtig. Es ist vielmehr so, dass unsere Motivationssysteme anders programmiert sind und anders aktiviert werden. Eine neurotypische Person schöpft aus dem Erledigen von Alltagsaufgaben ein gewisses Vergnügen oder ein Gefühl von Belohnung – wir tun das nicht. Der Neurotypische denkt ans Saubermachen der Küche, und sein Gehirn schüttet in Erwartung der Belohnung in Form einer blitzsauberen Küche ein wenig Dopamin aus. Ein ADHSler denkt vielleicht auch ans Saubermachen der Küche, doch wird bei ihm das Dopamin so schnell abgebaut, dass er es noch nicht einmal schafft aufzustehen. Er muss sich viel mehr anstrengen, um die Alltagsaufgaben, die anderen leichtfallen, »einfach zu tun«.

Schuldgefühle helfen nicht

Bevor ich Ihnen Strategien zur extrinsischen Motivation, zur »Motivation von außen«, anbiete, möchte ich Ihnen nicht vorenthalten, dass meine Coachingklientinnen und -klienten häufig sagen: »Ich wünschte, ich müsste mich nicht so sehr auf extrinsische Motivation verlassen, um anstehende Dinge zu erledigen.« Das klingt harmlos, ist in Wahrheit aber nur eine andere Art, sich für den andersartigen, von der »Normalität« abweichenden Pfad zu »erledigt« schuldig zu fühlen. Wenn wir es als Charakterfehler empfinden, externe Faktoren wie Belohnungen, Lob oder klar definierte Ziele zu brauchen, verstellen wir uns den Zugang zum wahren Nutzen dieser Werkzeuge.

Mich schuldig zu fühlen, weil ich in den Monaten nach meinem Marathon nicht mehr intrinsische Motivation zum Laufen aufbringen konnte, brachte mich nicht von der Couch. Was mir schließlich half, war, mir ein neues Ziel zu setzen und mich öffentlich zu feiern. Mit den Jahren, mit einem Wettkampf nach dem anderen, wurde es leichter, mir die Motivation zu verschaffen, die ich zum Weitermachen brauchte. Mein Gehirn begann, die positiven Auswirkungen des Trainings zu erkennen, und der tägliche Nutzen, den ich davon hatte, meinen Körper zu bewegen und draußen zu sein, festigte die Gewohnheit zusätzlich. Indem ich es mir gestattete zu akzeptieren, dass eine externe Belohnung hilfreich war, konnten die externen Belohnungen die inneren Pfade zu einer langfristigen Verhaltensänderung ebnen. Zwar fällt es mir auch heute nicht immer leicht, die Laufschuhe anzuziehen, aber es kommt mir mit Sicherheit nicht so unmöglich vor wie damals, als ich ausgebrannt, gelangweilt und wütend auf mich selbst war, weil ich es nicht »einfach tun« konnte.

Wir werden nie besser darin werden, Dinge zu erledigen, wenn wir nicht akzeptieren, dass wir eine andere Herangehensweise an unsere Motivation brauchen. Der niedrigere Dopaminspiegel bedeutet, dass wir ohne Interesse, Herausforderung, Belohnung oder Dringlichkeit immer damit kämpfen werden, in die Gänge zu kommen.

Motivation auf ADHS-Art anzapfen

Sind wir wirklich motiviert, dann in der Regel weil wir uns *zu etwas* motivieren. Lernen wir, uns zunutze zu machen, was uns in Aktion bringt, können wir sowohl kleine als auch größere Projekte besser bewältigen.

Eva, ein Mitglied meiner Community, verriet mir einige Strategien, die ihr helfen: »Was meiner Motivation als ADHSlerin auf die Sprünge geholfen hat, war, mich weniger dafür zu schämen, wenn ich andere um Hilfe bitte. Das Body Doubling war eine wahre Offenbarung für mich. Ein Spiel/einen Wettbewerb aus zu erledigenden Aufgaben zu machen oder so zu tun, als müsse ich sie für jemand anderen erledigen.«

Die Technik des Body Doubling, der »Körperverdopplung«, besteht darin, dass jemand mit ADHS jemanden bei sich sitzen hat, während er eine Aufgabe erledigt, die er allein nur schwer erledigen kann. Die anderen Methoden, die folgen, können Ihnen dabei helfen, mit Ihrer ADHS zu arbeiten, um bei Bedarf motiviert zu bleiben.

Machen Sie sich bewusst, wann Sie Schuldgefühle zur Motivation benutzen, und denken Sie um

»Ich kann Sachen, die andere nicht können – aber ich schaffe es einfach nicht, die Wäsche zu machen.« Geständnisse wie diese höre ich von meinen Klienten immer wieder. Zahlreichen ADHSlern fällt es viel leichter, interessante, komplexe oder kreative Aufgaben zu bewältigen, als banale Alltagaktivitäten in Angriff zu nehmen. Manche denken dann, sie könnten sich mit Schuldgefühlen dazu motivieren. Sich selbst als faul, schlampig oder Versager zu beschimpfen ist für viele ADHSler an der Tagesordnung. Das funktioniert vielleicht auch eine Zeit lang, doch sind Schuldgefühle für das Problem der unzureichenden Motivation niemals eine langfristige Lösung. Bevor wir uns den folgenden Strategien zuwenden, müssen wir uns erst dem widmen, was wir zu uns selbst sagen. Schreiben Sie das Drehbuch um! Sagen Sie nicht: »Sei nicht so faul, mach es einfach«, sondern: »Das ist zwar nicht meine Lieblingsaufgabe, aber ich verdiene es, in einer angenehmen Umgebung zu wohnen. Es wird sich wunderbar anfühlen, aufgeräumt zu haben«. Wenn wir uns erst um unsere Schuldgefühle und unseren inneren Dialog gekümmert haben, können wir die anderen Werkzeuge effektiver einsetzen.

Machen Sie die Dinge interessant

Warten wir jeden Tag darauf, dass sich die Motivation, Langweiliges zu erledigen, von selbst einstellt, warten wir abends vermutlich immer noch. Manchmal müssen wir die Motivation selbst erzeugen. Eine Möglichkeit, dies zu tun, besteht darin, langweilige Aufgaben interessant zu machen. Ich beispielsweise hebe mir meine Lieblingspodcasts für die Waschtage auf. Dann bin ich so gefesselt, dass die Wäsche ehe ich es mich versehe fertig ist. Sie können Dinge auf unterschiedlichste Art interessant machen. Experimentieren Sie mit Musik, Hörbüchern oder einem Umgebungswechsel. Für die langweiligsten Aufgaben können Sie auch ein Body Double in Erwägung ziehen. Rufen Sie per Freisprechfunktion eine Freundin an, während Sie sauber machen, oder bitten Sie einen Freund, Sie bei Erledigungen zu begleiten – dann können Sie sich gegenseitig auf den neuesten Stand bringen und gleichzeitig Ihre To-do-Liste kürzen.

Setzen Sie eine leichte oder interessante Aufgabe ganz oben auf Ihre To-do-Liste

Mark Twain gab uns folgenden Sinnspruch mit auf den Weg: »Wenn es Ihre Aufgabe ist, einen Frosch zu verspeisen, sollten Sie dies am besten gleich morgens als Erstes tun.« Diesem Ratschlag mögen einige Menschen zustimmen, doch ist es für viele ADHSler nicht unbedingt die beste Strategie, das Schwerste als Erstes am Tag zu erledigen. Für ein Gehirn mit einem niedrigen Dopaminspiegel ist es doppelt schwer, sich aufzuraffen. So, wie unser Gehirn programmiert ist, ist es sinnvoller, sich erst im Tagesverlauf an die schwierigeren Aufgaben heranzutasten. Haben Sie das Gefühl festzustecken, sollten Sie zunächst die einfachste oder interessanteste Aufgabe auf Ihrer To-do-Liste in Angriff nehmen. Haben Sie dann in den Aktionsmodus hineingefunden, schüttet Ihr Gehirn vielleicht mehr Dopamin aus und Sie kommen immer mehr in Schwung. Anders ausgedrückt: Wenn's läuft, dann läuft's.

Stellen Sie sich Herausforderungen

Ich habe in Artikeln schon oft gelesen, berühmte Sportler hätten es »trotz« ADHS in ihrer Sportart zu Höchstleistungen gebracht. Diese Menschen haben sicherlich Großartiges bewerkstelligt, doch frage ich mich, ob ADHS dabei nicht auch irgendwie ein Pluspunkt war. Das ADHS-Gehirn will herausgefordert werden. Mit jedem Schritt nach vorn auf dem Pfad zu unseren Träumen werden wir mit mehr Dopamin belohnt, was zu einer Rückkopplungsschleife positiver Gedanken führt.

Verfolgen wir Ziele, fällt es uns mit der Zeit immer leichter, aktiv zu werden. Es sind eher die ruhigeren Zeiten im Leben, Zeiten, in denen wir auf nichts Bestimmtes hinarbeiten, die es uns schwer machen, uns zu motivieren. Nutzen Sie also diese konkurrenzfreudige Seite an sich und suchen Sie sich Herausforderungen, die für Sie schwierige Aufgaben aufregender machen.

Setzen Sie sich eine Deadline

Die meisten Menschen mit ADHS wissen, dass sie dazu neigen, mit dem Erledigen von Dingen bis fast zur letzten Sekunde zu warten. Deshalb fürchten wir auch nichts so sehr wie Projekte ohne Deadline. Doch leider gibt es die nur allzu oft. Wenn Sie wissen, dass Sie mit Blick auf eine Ziellinie am besten arbeiten, können Sie sich Ihre Deadlines auch selbst setzen. Einen bestimmten Tag im Kalender mit einem roten Kreuz zu markieren reicht dafür allerdings häufig nicht aus. So leicht lässt sich unser Gehirn nun auch wieder nicht übers Ohr hauen – ein solches Datum erkennt es in der Regel sofort als willkürlich.

Hilfreich in diesen Situationen ist es, nach außen hin Rechenschaft ablegen zu müssen. Ist Ihnen ein Projekt bei der Arbeit beispielsweise zu vage, können Sie Ihren Chef bitten, Ihnen einen Abgabetermin zu nennen. Oder Sie gehen noch einen Schritt weiter und bitten um eine wöchentliche Überprüfung. Auf diese Weise können Sie der Versuchung, bis zur letzten Sekunde zu warten, leichter widerstehen.

Sie wollen regelmäßig Sport treiben? Melden Sie sich für einen Wettbewerb an und danach für den nächsten. Sie wollen einen Kurs geben? Setzen Sie sich ein Ziel und beginnen Sie, den Kurs auszugestalten. Wie Sie sich eine Deadline schaffen, spielt keine Rolle; wichtig ist, dass Sie aufhören, sich selbst dafür zu tadeln, ohne äußeren Antrieb nicht in die Gänge zu kommen.

Seien Sie stolz auf sich – und sagen Sie das auch

Dies ist eine der einfachsten Möglichkeiten, Motivation zu erzeugen, und doch wird sie von den wenigsten genutzt. Vielleicht weil wir denken, der Erfolg sei zu klein und »dürfe« gar nicht als Erfolg zählen. Aber glauben Sie mir: Sie sind nicht der einzige Mensch mit ADHS, der es von den Dächern der Stadt schreien will, wie stolz er auf sich ist, weil er den Abwasch zeitnah erledigt und nicht erst gewartet hat, bis kein sauberes Geschirr mehr im Schrank war. Ja, das tun andere auch, jeden Tag, und ja, es *ist* ein Erfolg – einer der gefeiert werden darf. Wenn Sie sich angewöhnen, Ihre Erfolge sowohl im privaten als auch im öffentlichen Umfeld zu feiern, ermuntern Sie Ihr Gehirn dazu, das nächste Mal, wenn eine ähnliche Aufgabe ansteht, ein wenig Dopamin auszuschütten. Ihr Gehirn wird sich an Ihr gutes Gefühl erinnern und das Verhalten leichter wiederholen. Also: Posten Sie Ihr Selfie nach dem Work-out ruhig auf Instagram! Sie haben es sich verdient und dürfen sich gebührend feiern lassen.

Bauen Sie Belohnungen ein

Wissen Sie noch, wie toll es sich angefühlt hat, wenn Sie als Kind den letzten Aufkleber ins Sammelheft geklebt haben und sich etwas aus der »Schatzkiste« aussuchen durften? Die meisten Lehrkräfte wissen, wie gut sich Belohnung und positive Verstärkung auf Kinder auswirken. Warum also halten wir als Erwachsene diese Strategie für unter unserer Würde? Vielleicht weil wir glauben, dass sich ein charakterfester Mensch einfach auf seine intrinsische Motivation verlassen kann. Leider nur trägt diese Sturheit wahrscheinlich dazu bei, dass wir weiter feststecken. Lehrer, Manager, Coaches – sie alle arbeiten mit Belohnung, weil sie *funktioniert!* Und es ist auch keine Schande, wenn jemand etwas extrinsische Motivation braucht, um aktiv zu werden.

Wirklich gut funktionieren Belohnungen allerdings nur, wenn sie abwechslungsreich sind und nicht ständig eingesetzt werden. Belohnen wir uns für jeden Erfolg auf die gleiche Art und Weise, wird unserem Gehirn schnell langweilig und die Belohnung erfüllt ihren Zweck nicht mehr. Stellen Sie sich deshalb beispielsweise ein »Belohnungsglas« zusammen. Schreiben Sie jeweils eine Belohnung auf ein kleines Stück Papier – wobei die Belohnungen in der Wertigkeit variieren sollten – und stecken Sie die Zettel in ein Glas. Jedes Mal, wenn Sie etwas Wichtiges geschafft haben, dürfen Sie sich einen Zettel herausnehmen und entsprechend belohnen. Auf diese Weise bleibt Ihr Gehirn interessiert und will mehr.

Schlagen Sie der Langeweile ein Schnippchen

Auf »abgestandene« Routinen reagiert unser Gehirn ebenso, wie unsere Geschmacksknospen auf eine alte, etwas weich gewordene Salzstange reagieren. Es spuckt sie vielleicht nicht gleich aus, nimmt sich wahrscheinlich aber auch keine zweite. Neuheit und Abwechslung sind entscheidende Zutaten für ein erfülltes Leben, das trifft auf das Leben von ADHSlern in besonderem Maße zu. Jagen wir demselben Ziel für dieselbe Belohnung zu lange hinterher, langweilt sich unser Gehirn und die Motivation versiegt. Deshalb ist es wichtig, der Langeweile vorzubeugen und für ausreichend Neuheit und Veränderung im Leben zu sorgen.

So sollte beispielsweise auch ein morgendliches Sportprogramm abwechslungsreich sein, denn Sie werden an Tag 60 sicherlich nicht mit der gleichen Begeisterung aus dem Bett springen wie an Tag 1. Stellen Sie sich einen Wochenplan mit unterschiedlichen Optionen auf, die das Ganze interessant halten. Ich beispielsweise laufe gern, brauche aber unterschiedliche Läufe – allein, mit Freunden, verschiedene Strecken –, damit

Übung: Motivationswerkzeugkasten

Schreiben Sie mithilfe der Grafik unten auf, was Sie motiviert hält.

MEIN MOTIVATIONSWERKZEUGKASTEN

Halten Sie alle Optionen fest, mit denen Sie Ihre Motivation steigern können. Wenn der Platz unten nicht ausreicht, nehmen Sie ein größeres Blatt Papier.

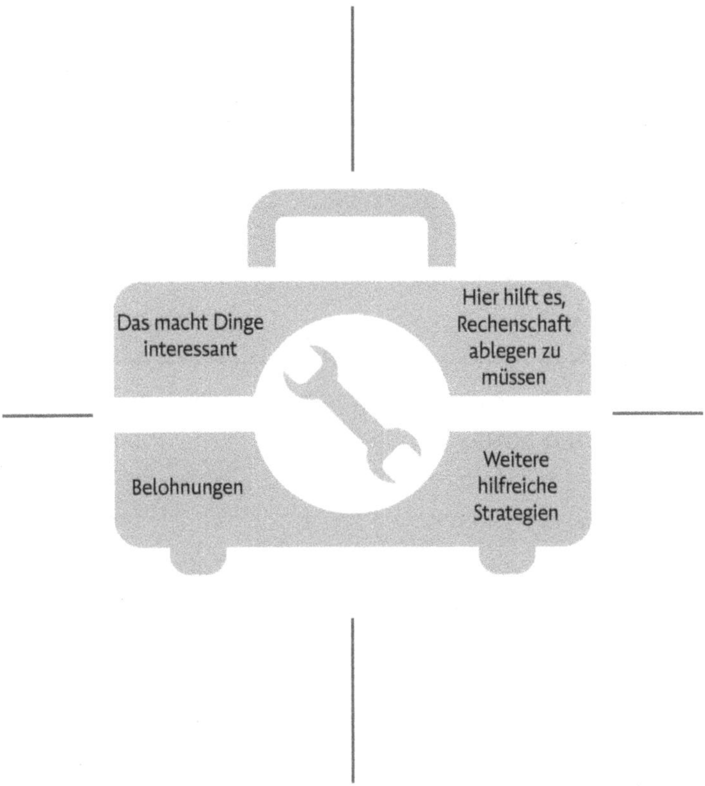

mein Gehirn nicht anfängt zu gähnen. Ähnliches gilt fürs Berufsleben. Da Sie bei immer gleichen Routinen irgendwann unweigerlich das Interesse verlieren, sollten Sie vorbeugen und eine möglichst große Vielfalt einbauen.

Erkennen Sie, wenn Sie aus dem Gleichgewicht geraten

Für einen ADHSler gibt es beinahe nichts Schlimmeres, als Tag für Tag bei Weitem mehr monotone als interessante Aufgaben erledigen zu müssen. Häufig finden sich frisch gebackene Eltern in einer solchen Situation wieder, wenn sie in Elternzeit gehen. Ein ähnliches Problem haben Menschen, die körperlich stark eingeschränkt sind oder unter chronischen Schmerzen leiden. Vielleicht haben Sie aber auch eine Universitätsausbildung genossen und fühlten sich beim Eintritt ins Arbeitsleben in Ihrem Job dann fürchterlich unterfordert.

Doch was auch immer der Grund für die Überfülle an unerfreulichen Aufgaben sein mag – das Ergebnis ist für gewöhnlich dasselbe: eine sehr geringe Motivation, irgendeine dieser Aufgaben in Angriff zu nehmen. Da Ihre Toleranzschwelle hinsichtlich der Langeweile vermutlich deutlich niedriger ist als bei Ihren neurotypischen Mitmenschen, sollten Sie im Alltag auf Anzeichen von Langeweile achten. Fühlen Sie sich aus der Balance geraten, handeln und versuchen Sie, Ihren Tag wieder amüsanter und interessanter zu gestalten.

Kapitel 9

EMOTIONALE DYSREGULATION

»Brauchen Sie Hilfe?«, fragte mich der Polizist. Ich war so abgelenkt von der Wut auf meinen Bruder gewesen, dass ich den Streifenwagen, der neben mir am Straßenrand hielt, gar nicht bemerkt hatte.

»Es geht mir gut«, erwiderte ich. »Ich muss nur vom Jugendtreff nach Hause laufen, weil mein Bruder und ich uns gestritten haben und er einfach weggefahren ist.« Als der Polizist erfuhr, dass ich erst 15 und »zu Hause« acht Kilometer entfernt war, bestand er darauf, mich mit dem Auto dorthin zu bringen. Die Reaktion meiner Eltern – sie waren völlig überrascht, als sie mich aus einem Streifenwagen aussteigen sahen – ließ darauf schließen, dass sich mein Bruder wohl heimlich hereingeschlichen hatte. Nachdem der Polizist meine Eltern beruhigt hatte, wollte er meinen Bruder noch über die Gefahren aufklären, die einer kleinen Schwester drohten, die man nachts allein nach Hause gehen ließ. Das tat gut. Endlich war mal jemand auf meiner Seite!

Als der Polizist weg war, ging ich auf mein Zimmer, um abzuschalten, doch riefen mich meine Eltern bald darauf wieder ins Wohnzimmer. Ich seufzte, setzte mich und hoffte, durch ihren Ärger über meinen Bruder wäre ich aus dem Schneider. Tief in mir drin wusste ich, dass das unwahrscheinlich war. Unsere Eltern fragten uns beide nach unserer Sicht der Dinge, woraufhin wieder ein heftiger Streit entbrannte. Mein Bruder insistierte, es sei alles meine Schuld gewesen, weil ich mich geweigert hatte, ins Auto einzusteigen. Ich konterte, dass er mich vor all meinen Freunden bloßgestellt hatte, und fügte noch hinzu, dass es ja wohl nur einer kleinen Weigerung meinerseits bedurfte, um mich in der Dunkelheit allein zurückzulassen. Der Streit eskalierte weiter, weit über das Maß hinaus, das er vor weniger als einer Stunde auf dem Parkplatz des Jugendtreffs angenommen hatte.

Als wir irgendwann an dem Punkt waren, an dem eine vernünftige Diskussion gar nicht mehr möglich schien, schickten uns unsere Eltern auf unsere Zimmer. Ich stürmte davon und knallte dramatisch die Tür hinter mir zu. Dabei wanderte mein Blick automatisch nach unten zu dem großen Loch, das ich vor nur ein paar Monaten in die Tür getreten hatte. Dies war also ganz und gar nicht meine erste Begegnung mit außer Kontrolle geratener Wut.

In dieser Nacht konnte ich nicht schlafen. Ich war immer noch so außer mir, dass Ruhe für mein Gehirn nicht infrage kam. Auch andere Emotionen kamen an die Oberfläche. Es war mir peinlich, dass die Wut mich derart übermannt hatte, außerdem machte meine Reaktion mir Angst. Was wäre geschehen, hätte mich jemand angehalten, der nicht so freundlich war wie der Polizist? Nun traten auch noch Schuldgefühle und Reue auf. So wütend ich auch auf meinen Bruder war und so falsch ich es auch fand, dass er mich einfach hatte stehen und allein nach

Hause hätte laufen lassen, so wusste ich doch, dass ich es ihm auch nicht gerade leicht gemacht hatte und dass er den Großteil der Konsequenzen vonseiten unserer Eltern würde tragen müssen. Als Wut und Ärger so langsam abflauten, rollte die übliche Woge der Selbstbeschimpfung heran.

Die Erinnerung an vergangene Situationen, in denen meine Emotionen außer Kontrolle geraten waren, hielt mich wach. Nicht nur die Wut – ich erinnerte mich auch daran, als andere meine übermäßige Aufregung und Freude als peinlich oder störend empfunden hatten. Ich war oft irgendwie »drüber«, und das musste sich ändern.

Es dauerte Jahre, aber schließlich war aus dem 15-jährigen Mädchen eine Expertin darin geworden, die eigenen Emotionen zu verbergen oder zu unterdrücken. Nun war ich nicht mehr »drüber« für andere, aber ich konnte mich selbst nicht mehr wiedererkennen. Erst als ich von emotionaler Dysregulation und ihrem Zusammenhang mit ADHS erfahren hatte, war ich in der Lage, meine Emotionen nicht mehr zu maskieren, zu verbergen, und stattdessen Fähigkeiten zu entwickeln, sie zu identifizieren und zu verarbeiten.

Emotionale Dysregulation und ihr Zusammenhang mit ADHS

Mit emotionaler Dysregulation ist gemeint, dass die Betroffenen Schwierigkeiten damit haben, ihre emotionalen Reaktionen zu kontrollieren und zu regulieren. Derzeit steht die emotionale Dysregulation nicht im ADHS-Symptomkatalog des DSM-5 (fünfte Auflage des bereits erwähnten Diagnostic and Statistical Manual of Mental Disorder), doch hält die überwiegende Mehrheit der ADHS-Experten sie sogar für ein Kernsymptom. Tatsächlich belegen Studien, dass bei bis zu 73 Prozent aller ADHSler eine emotionale Dysregulation häufig vorkommt.[1] Da sie jedoch nicht zu den diagnostischen Kriterien der ADHS gehört, werden die Betroffen auch selten über sie aufgeklärt. Beschäftigen wir uns aber nicht mit emotionaler Regulation, wirkt sich dies nicht nur anhaltend und schmerzhaft auf unser Leben, sondern auch auf das Leben der uns nahestehenden Menschen aus.

Die emotionale Dysregulation kann für ADHSler vor allem dann dramatische Konsequenzen haben, wenn sie als Wutausbruch in Erscheinung tritt. Die Unfähigkeit unseres Gehirns, Emotionen zu kontrollieren, gepaart mit Impulsivität kann zu Taten oder Worten führen, die uns oder anderen irreparablen Schaden zufügen. Unkontrollierte Emotionen können sich auch als übermäßiges Fröhlichsein oder übermäßige Aufregung zeigen. Das mag harmlos oder sogar reizend sein, kann aber von anderen auch als unreif oder überfordernd empfunden werden. Für die Betroffenen selbst sind diese intensiven Emotionen mitunter verwirrend oder erschöpfend.

Eine Frau aus meiner Community erzählte mir, wie sich ihre Probleme mit der emotionalen Regulation auf ihre Beziehungen und auf sie als Mutter auswirkten: »Die andauernde emotionale Dysregulation hat beinahe meine Ehe mit einem wundervollen Mann, den ich liebe, zerstört. Wir haben das gemeinsam geschafft, aber es wurde noch einmal ungeheuer schwierig, als wir ein neurodivergentes Kind mit besonderen Bedürfnissen bekamen. Für die Entwicklung unserer Tochter war es sehr wichtig, dass ich emotional ausgeglichen war, einerseits weil sie nur so von mir lernen konnte, selbst mit Emotionen umzugehen, und andererseits damit ich ihr als Quell der Ruhe dienen konnte. Lange Zeit hatte ich das Gefühl zu versagen, weil ich am Ende des Tages ein absolutes Wrack war.«

Der Kampf mit unseren Emotionen kann auch Einfluss auf unsere Produktivität zu Hause oder bei der Arbeit haben. Ich kann mich an viele Male erinnern, als ich nach einem ineffektiven Meeting so frustriert war, dass ich mich auf nichts mehr konzentrieren konnte. Schlimmer machte die Sache noch, dass meine Kollegen und Kolleginnen zwar gleichermaßen frustriert waren, es aber irgendwie fertigbrachten, ihrem Frust Luft zu machen und weiterzuarbeiten. Ich verstand einfach nicht, warum ich nicht loslassen konnte. Jeder Mensch kann von seinen Emotionen beeinflusst werden, aber Menschen mit ADHS können ihre Emotionen, seien sie nun groß oder klein, viel schwerer lenken.

Auf lange Sicht kann es durch die Probleme, die viele ADHSler mit der emotionalen Regulation haben, zu Vermeidungsverhalten kommen. Unsere Achterbahn der Gefühle hat nicht selten Schmerz und Scham zur Folge. Und so lernen wir mit der Zeit, Situationen zu meiden, die starke emotionale Reaktionen hervorrufen. Das muss nicht immer schlecht sein, meiden wir so unabsichtlich doch auch Situationen, die Probleme verursachen könnten. Jedenfalls neigen ADHSler in diesem Bereich zur Überkorrektur. Wir verpassen aus Angst vor großen Erwartungen aber vielleicht eine günstige Gelegenheit. Vielleicht treten wir sogar den sozialen Rückzug an, weil wir glauben, mit der Isolation leichter umgehen zu können als mit der Intensität unserer Gefühle. Es gibt diesbezüglich aber auch gute Nachrichten.

Unerwarteter Vorteil

Es dürfte schwer sein, jemanden zu finden, der mich als Teenager kannte und der mich nicht als leidenschaftlich beschreiben würde. Gelegentlich zeigte sich diese Leidenschaft in sprunghaften Reaktionen und Entscheidungen, die harsche Konsequenzen hatten. So nahmen mich andere mitunter als launisch und unreif wahr. Die meisten dieser Menschen würden mich gleichzeitig aber auch als engagierte, kreative Macherin mit ausgeprägtem Gerechtigkeitsempfinden und großer Empathie beschreiben. Nach meiner ADHS-Diagnose und nachdem ich erfahren hatte, was emotionale Dysregulation ist, veränderte sich meine Sicht auf meinen Hang zur emotionalen Intensität. Meine Emotionen als solche waren nicht das Problem – aber dass ich sie nicht verstehen und regulieren konnte, hatte mich zeit meines Lebens immer wieder in Schwierigkeiten gebracht.

Emotionen sind der Motor vieler unserer Taten und Entscheidungen. Zu lernen, emotionale Reaktionen zu verstehen und zu regulieren, ist einer der Schlüssel zu einem zufriedenen und erfüllten Leben mit ADHS. Räumen wir dem Priorität ein, schöpfen wir auch mehr Kraft aus intensiven Emotionen. Davon konnte ich mich bei meiner Arbeit mit meiner ADHS-Community überzeugen. Ich empfinde es als großes Unrecht, wenn mir meine Klientinnen und Klienten davon erzählen, wie schwierig es ist, überhaupt eine Diagnose zu bekommen. Und ich werde stinkwütend, wenn ich wieder einmal in einem Artikel im Internet lese, dass ein »Experte« bei ADHS von einer »Mode« spricht. Früher hätte ich wahrscheinlich sofort um mich geschlagen, mich tagelang geärgert und mich in einen unproduktiven Schlagabtausch mit Trollen und Nörglern im Kommentarbereich verwickeln lassen. Danach hätte ich mich wiederum tagelang geistig und körperlich erschöpft gefühlt – ein hoher Preis dafür, dass sich letztlich wenig ändert. Als Fürsprecherin mit größerer emotionaler Kontrolle reagiere ich heute viel strategischer und kann von einem ruhigeren, durchdachteren Standpunkt aus handeln.

Können wir unsere Emotionen besser regulieren, kostet uns das viel weniger Energie. So verschafft es uns die Gelegenheit, uns unseren natürlichen Leidenschaften zu widmen und in unseren Rollen als Anführer, Veränderer, kreative Visionäre und empathische Mitglieder der Gemeinde effektiver zu sein.

Werkzeuge zur emotionalen Regulation

ADHSler können sich selbst helfen, wenn sie lernen, ihre Emotionen zu erkennen, zu benennen und zu verarbeiten. Wir können nicht immer verhindern, dass Emotionen wie eine Welle über uns hereinbrechen, und es ist auch wichtig, sie zuzulassen. Aber ohne Werkzeuge, die uns helfen, mit unseren Emotionen umzugehen, verlieren wir den Halt. Die folgenden Fähigkeiten habe ich mir im Laufe der Jahre angeeignet.

Nutzen Sie die »Cope Ahead«-Strategie

Unsere Fähigkeit zur Emotionsregulation kann in direkter Verbindung zu dem stehen, was gerade in unserem Körper geschieht. Mangelt es uns an Schlaf, sind wir hungrig oder leiden wir an Reizüberflutung, fällt es uns viel schwerer nachzudenken, bevor wir handeln. Steht Ihnen eine Situation bevor, von der Sie wissen, dass sie emotional herausfordernd sein könnte, sollten Sie sich der »Cope Ahead«-Strategie, einer Technik aus der Dialektischen Verhaltenstherapie, bedienen, sich also so gut wie möglich auf die Situation vorbereiten. Schlafen und essen Sie beispielsweise ausreichend, bevor Sie für die Feiertage nach Hause fahren, wo schon Ihr Onkel auf Sie wartet und Sie mit seinen politischen Ansichten quälen will. Ziehen Sie für das Ganz-Tages-Meeting Kleidung an, von der Sie wissen, dass sie Ihre Haut nicht reizt. Ziel der Strategie ist es, sich mit der größtmöglichen Absicherung in potenziell herausfordernde Situationen zu begeben.

Nehmen Sie Ihre Warnsignale wahr

Überlegen Sie, welche Anzeichen Ihres Körpers Ihnen signalisieren, dass Sie die Kontrolle über Ihre Emotionen zu verlieren drohen. Haben Sie leichte Kopfschmerzen, oder schlägt Ihr Herz schneller? Fühlt sich Ihr Gesicht heiß an? Mit einer solchen Selbstbeobachtung lernen Sie, Warnsignale rechtzeitig wahrzunehmen. Vielleicht müssen Sie Ihr Verhalten in aufgeheizten Situationen analysieren, um alarmierende Vorzeichen besser zu verstehen. Dafür könnten Sie beispielsweise nach einer solchen Situation eine Art Selbstbewertung vornehmen. Stellen Sie sich dabei folgende Fragen und halten Sie die Antworten fest: Welche körperlichen Empfindungen hatte ich? Was hat meine Reaktion ausgelöst? Wie habe ich mich vor der Reaktion gefühlt (ausgeruht, hungrig, überreizt, müde etc.)?

Statten Sie sich mit Rettungsfallschirmen aus

Sind Sie versiert darin, die Anzeichen einer Dysregulation zu erkennen, überlegen Sie, welche »Fallschirme« Sie aus der Situation retten und Ihnen den nötigen Raum verschaffen könnten, Ihre Emotionen in den Griff zu bekommen. Sie können sich beispielsweise Formulierungen überlegen, wenn es bei einem Meeting in der Arbeit hitzig wird und Sie eine Pause brauchen, etwa: »Darüber muss ich erst nachdenken – könnten wir bitte eine kurze Pause einlegen?« Formulieren Sie so, wie es sich für Sie authentisch anfühlt, aber denken Sie daran, dass Ich-Sätze in solchen Situationen in der Regel besser sind, weil sie nicht wie ein Vorwurf klingen.

Zu Hause in der Familie könnten Sie ein Handzeichen vereinbaren, das Ihrem Partner oder Ihren Kindern signalisiert: »Ich brauche eine Minute, um mich zu beruhigen«. So verlassen Sie die Situation und verschaffen sich Raum, bevor Sie reagieren.

Ziel der »Rettungsfallschirme« ist es innezuhalten, bevor es zu einer impulsiven oder nicht gewollten Reaktion kommen kann. Und man kann keinen Fallschirm öffnen, den man sich vorher nicht auf den Rücken geschnallt hat.

Richten Sie sich eine »Ruhestelle« ein

Im Klassenzimmer meines Sohnes – er geht derzeit in die vierte Klasse – gibt es eine Stelle, die eigens für die Regulation starker Emotionen reserviert ist. Diese »Ruhestelle«, eine Ecke des Raums, ist mit Anti-Stress-Bällen und anderen beruhigenden Instrumenten ausgestattet, auf die die Schüler und Schülerinnen zugreifen können, wenn sie frustriert oder wütend sind. Dafür wurde mit dem Lehrer ein Handsignal vereinbart, der dann auch keine Fragen stellt, wenn sich das Kind für ein paar Minuten an die Stelle im Raum zurückzieht. Das kann auch bei Erwachsenen ganz hervorragend funktionieren. Vielleicht können Sie bei sich zu Hause eine kleine »Oase« einrichten, in die Sie sich zurückziehen, wenn Sie Ruhe brauchen oder meditieren möchten. Dort könnte sich etwa eine Gewichtsdecke, ein Tagebuch oder ein Kissen befinden, das Sie schlagen oder in das Sie schreien können. Ein Ort, an dem Sie Ihre Emotionen ausdrücken und regulieren können, signalisiert Ihrem Gehirn jedes Mal, wenn Sie ihn aufsuchen, dass es sicher ist, diese Emotionen zu haben, und dass Sie sich anschließend auch wieder beruhigen.

Nutzen Sie Techniken wie Box Breathing, Erdungsübungen und Meditation

Im entscheidenden Augenblick das dysregulierte Nervensystem beruhigen zu können ist eine Fertigkeit, die jeder ADHSler braucht. Eignen Sie sich dafür Techniken wie das Box Breathing (auch Vier-Viertel-Atem genannt, siehe Kasten unten) oder die

Meditation an, bevor es zur dysregulierten Reaktion kommt, sodass Sie im Bedarfsfall auf sie zurückgreifen können. Probieren Sie verschiedene Erdungsübungen aus, um herauszufinden, welche Ihnen am meisten hilft. Eine meiner Lieblingsübungen besteht darin, sich mit seinen Sinnen zu verbinden, indem man etwas laut ausspricht, das man hören kann, etwas, das man fühlen kann, etwas, das man sehen kann, etwas, das man riechen kann, und etwas, das man schmecken kann. Durch solche Übungen wird Ihr Gehirn so lange vom Stress abgelenkt, dass Sie zur Ruhe kommen können.

Übung: Box Breathing

DIE TECHNIK DES BOX BREATHING

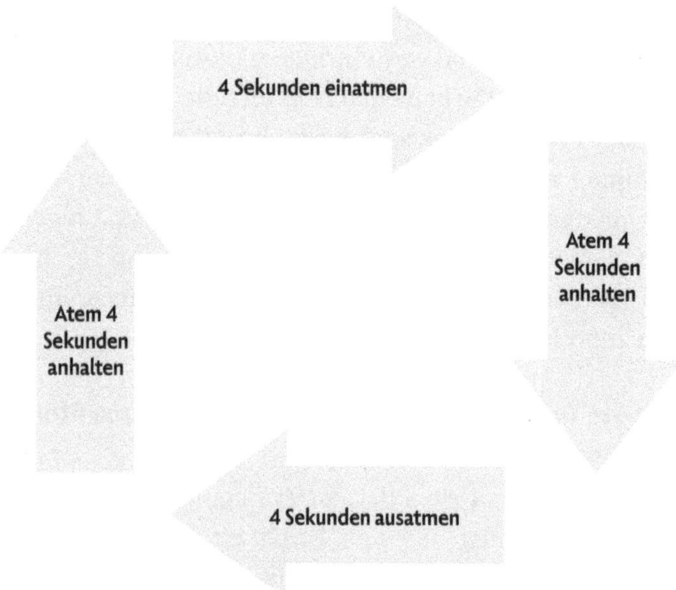

Kapitel 10

STÄNDIGES GRÜBELN

Es war Dienstagabend und ich folglich zur üblichen Zeit im Bett, wo ich an die Decke starrte und an die Fitnessstunde dachte, die ich um Viertel nach fünf am nächsten Morgen gab. Während ich grübelte, sah ich auf die Uhr auf meinem Nachttisch.

»Schon Mitternacht. Mist. Wenn ich jetzt einschlafe, bekomme ich nur viereinhalb Stunden Schlaf. Dann kann ich mich morgen wieder gar nicht konzentrieren. Und wenn ich verschlafe und die Stunde verpasse? Sie läuft sowieso schon nicht gut. Damit mache ich alles nur noch schlimmer. Eine Teilnehmerin ist letzte Woche früher gegangen. Wahrscheinlich hassen die mich alle.«

So drehte und drehte sich das Karussell der negativen Gedanken. Ich war in, wie ich jetzt weiß, einer »negativen Gedankenschleife« gefangen. Auch dann noch, als ich im Auto saß und zur Turnhalle fuhr; sie brach erst ab, als ich die Musik aufdrehte und mit dem Warm-up begann. Die Stunde lief gut (ich gab sie schon seit zwei Jahren, und sie lief *immer* gut). Doch nachdem die Endorphine auf der Fahrt nach Hause ein wenig abgebaut worden waren, kehrte das vertraute Gefühl des Ärgerns über mich selbst zurück. Ich hatte mich wieder einmal selbst des Schlafs beraubt und jede Menge geistiger Energie auf nichts und wieder nichts verschwendet. Trotzdem: Am Dienstag darauf hatte ich seltsamerweise keinerlei Erinnerung mehr daran, dass die Stunde in der Woche zuvor gut gelaufen war, und das Karussell der negativen Gedanken setzte sich erneut in Gang.

»Ich glaube, sie waren mit dem Programm letzte Woche nicht zufrieden. Jamie sah aus, als sei es viel zu leicht für sie gewesen, Mark allerdings schien damit zu kämpfen. War es vielleicht doch zu schwer? Wahrscheinlich kann ich so ein Programm einfach nicht richtig planen. Mein Chef streicht die Stunde bestimmt bald.«

Die Geschichte war immer dieselbe, mit nur leichten Variationen darin. Ich saß immer dienstags bis mittwochs in diesem Gedankengefängnis fest – bis zu dem Tag ein Jahr später, an dem ich meine letzte Fitnessstunde gab. Nach drei Jahren grübeln war ich geistig und körperlich erschöpft. Egal wie viel Geld ich für den einstündigen Unterricht auch bekommen würde, es machte die 48 Stunden, die ich über den Unterricht nachgrübelte, schlicht nicht wett. Wieder einmal hatte mir die endlose Grübelei etwas verdorben, das ich eigentlich sehr gern tat.

Schließlich hatte die Stunde in einer wunderschönen Turnhalle mit allem Pipapo stattgefunden, ich hatte tolle Leute kennengelernt und ich war sogar noch weit über dem Durchschnitt dafür bezahlt worden. Auf dem Papier sah alles großartig aus. Doch obwohl es technisch gesehen ein Teilzeitjob gewesen war, machte mein grübelndes Gehirn – der psychologische Fachausdruck dafür lautet Rumination – einen Vollzeitjob daraus. Als sei es auf ein Laufband ohne Aus-Schalter gesprungen. Ich hatte damals noch keine Ahnung, was Rumination ist, wusste aber, dass ich erschöpft war. Den Job aufzugeben schien mir damals die einzige Option, doch frage ich mich heute, was gewesen wäre, hätte ich meine Ruminationsmuster benennen und durchbrechen können. Vielleicht hätte ich den Unterricht mit den tollen Vorteilen dann noch ein wenig länger genießen können.

Warum ADHSler in ihren Gedanken stecken bleiben

Bei der Rumination grübelt man exzessiv über eine Sache nach oder käut ständig dieselben Gedanken wider – meist, aber nicht immer negative Gedanken. Die Neigung, nach einem geselligen Abend nach Hause zu kommen und sich selbst einzureden, die Schweigsamkeit der besten Freundin bedeute, dass sie einen hasse und bestimmt bald ghoste: Das ist Rumination.

»Ich grüble ständig über etwas nach«, erzählte mir Steph, ein Mitglied meiner Community. »Ich schlafe deshalb katastrophal schlecht, es belastet meine Beziehungen. Ich habe Schwierigkeiten damit, loszulassen, und spiele wieder und wieder in meinem Kopf nach, wie ich mich in einer bestimmten Situation anders oder besser hätte verhalten können. Ich fühle mich oft schuldig und schäme mich. Es trübt meinen Blick auf die Dinge.«

Dabei ist die Rumination nicht auf negative Selbstgespräche beschränkt. Sie kann auch dazu führen, dass man viel länger als nötig in einem Entscheidungsprozess stecken bleibt. Ich habe zwei Monate damit verbracht, einen Kinderwagen für mein Kind auszusuchen. Mein Gehirn mühte sich Stunde um Stunde ab, Verbrauchertests zu durchforsten und verschiedene Optionen gegeneinander abzuwägen. Das ging manchmal sogar nachts so. Der verdammte Kinderwagen hat mich Unmengen an Schlaf gekostet, und acht Jahre später kann ich mich noch nicht einmal mehr daran erinnern, welchen ich letztlich genommen habe und ob er mir gefallen hat oder nicht.

Wenn Sie von sich wissen, dass Sie dazu neigen, zu viel nachzudenken oder zu analysieren, verbringen Sie wahrscheinlich viel Zeit mit Rumination. »Aber tut das nicht jeder?« Schon – bis zu einem gewissen Grad. Die Rumination ist eine ganz normale Funktion des menschlichen Gehirns und nicht nur schlecht. Darauf komme ich noch zurück. Jeder Mensch grübelt, doch aufgrund kognitiver Unterschiede nimmt man an, dass die meisten ADHSler mehr grübeln als neurotypische Personen.

Ein Experte auf dem Gebiet der ADHS, Dr. Ned Hallowell, erläutert in seinem Buch *ADHD 2.0,* (deutsch: *ADHS ist kein Makel – Hilfreiche Strategien für Kinder und Erwachsene*) dass es im Gehirn zwei wichtige Netzwerke gibt: das Default Mode Network (DMN, »Ruhezustandsnetzwerk«) und das Task Positive Network (TPN, »Aktivitätsnetzwerk«). Ersteres ist am aktivsten, wenn wir uns nicht aktiv auf eine Aufgabe konzentrieren, es ist mit Kreativität, Tagträumen und schweifenden Gedanken verbunden. Das TPN hingegen ist aktiv, wenn wir mit einer bestimmten Aufgabe beschäftigt sind.

Bei einem neurotypischen Gehirn arbeitet entweder das eine oder das andere Netzwerk.[1] Stellen Sie sich das DMN als Kind in der Schule vor, das seinem Lehrer eine Unmenge an Fragen stellt. Gibt der Lehrer dem Kind dann eine Aufgabe, hören die Fragen auf und das Kind erledigt die Aufgabe. Bei einem ADHS-Gehirn kann das Kind jedoch nicht vollständig zu der Aufgabe übergehen. Das DMN wird zwar ruhiger, hört aber nicht ganz auf zu arbeiten, auch wenn das Gehirn etwas anderes zu tun hat.

Müssen sich ADHSler also damit abfinden, für den Rest ihres Lebens um drei Uhr nachts alle ihre schlimmen Kindheitserinnerungen aufgetischt zu bekommen? Ja und nein. Wie bereits erwähnt, grübelt jeder Mensch, dagegen gibt es keine Pille (und wenn, sollten wir sie wahrscheinlich lieber nicht nehmen). Lernen wir jedoch zu merken, wenn die Rumination fehlangepasst ist, können wir das Gedankenkarussell leichter anhalten. Außerdem hat die Rumination zwar die Macht, uns psychisch und physisch auszulaugen, doch würde ich sie nur ungern ganz loswerden. Ziel ist es nicht, Rumination zu vermeiden oder zu »lösen«; Ziel ist es, Werkzeuge an der Hand zu haben, mit denen sie kontrolliert werden kann und die verhindern, dass sie uns lähmt.

Wie groß die negativen Auswirkungen des Grübelns auf unser Leben auch sein mögen, es hat auch einige große Vorteile. Das DMN, wo die Rumination entsteht, ist auch die Geburtsstätte der Kreativität. Mit einem DMN, das nicht weiß, wann es still zu sein hat, müssen wir tagtäglich eine größere Menge an Gedanken verarbeiten als neurotypische Personen. Diese Gedanken können negativ sein, sie können sich aber auch in Gestalt von Innenschau, vertieftem Bewusstsein und erhöhter Wahrnehmung der Umgebung zeigen. Ein überaktives DMN ist ein Grund von vielen, warum ADHSler *die* »Um-die-Ecke-Denker« und »Eins-und-eins-Zusammenzähler« dieser Welt sind. Lernen wir, exzessives negatives Grübeln besser im Zaum zu halten, können wir auch die Früchte unseres produktiven schweifenden Geistes ernten.

Negatives Grübeln zügeln

Bevor ich Ihnen Werkzeuge an die Hand gebe, die Ihnen beim Problem der Rumination helfen können noch dies: Ich möchte Ihnen nicht verheimlichen, dass das Problem so komplex sein kann, dass Sie es nur mit Hilfe von außen lösen können. Möglicherweise profitieren Sie davon, mit einem erfahrenen Therapeuten an der Neuausrichtung Ihrer Gedanken zu arbeiten. Dieser Therapeut kann Ihnen auch dabei helfen, eventuelle komorbide Erkrankungen wie beispielsweise eine Angststörung zu erkennen. Vielleicht kommen Sie mit den folgenden Strategien gut zurecht; falls nicht, sollten Sie sich weitere Hilfe holen. Die genannten Vorschläge ersetzen eine professionelle Anleitung oder Therapie nicht.

Versuchen Sie, Ihre Gedanken zu externalisieren

Lassen Sie uns einen Augenblick gemeinsam nachdenken. Wie oft waren Sie in der Lage, sich aus dem Fühlen einer negativen Emotion herauszudenken? Haben vier Tage des Analysierens Ihnen dabei geholfen, die Antwort auf die Frage zu finden, warum Ihr Chef ein unerwartetes Gespräch unter vier Augen mit Ihnen angesetzt hat? Nein? Was hat Ihnen dann dabei geholfen? Vielleicht dass Sie ihn nach dem Zweck des Gesprächs gefragt oder mit Kollegen gesprochen haben, die Ihnen versicherten, Ihr Chef wolle Sie bestimmt nicht feuern. Wahrscheinlich haben Sie einen Weg gefunden, Ihre Gefühle nach außen zu verlagern und sich aus der Falle, in der Ihre Gedanken Sie gern halten wollten, zu befreien.

Wenn wir unsere Gedanken äußern, machen wir sie im wahrsten Sinne des Wortes »äußerlich«, wir bringen sie nach außen, externalisieren sie. Sprechen wir mit jemandem über das, was wir denken, können wir die Gedanken besser verarbeiten und die Stimmen in unserem Kopf beruhigen sich. Wir können Gedanken aber auch durch Schreiben oder Kunst externalisieren. Ich hatte schon Klienten, die ein Audio-Tagebuch geführt haben, dem sie ihre kreisenden Gedanken anvertrauten – auch das kann das Gedankenkarussell anhalten.

Kommen Sie raus aus dem Denken und rein ins Handeln

Wann grübeln Sie am meisten: wenn Sie körperlich zur Ruhe kommen? Um unser DMN herunterzufahren, können wir die Aktivität unseres TPN nutzen. Es ist schwer zu grübeln, wenn wir mit einer Aufgabe beschäftigt sind, die unser Gehirn auf Trab hält. Wenn Sie das nächste Mal bemerken, dass sich Ihr Gehirn in einer Endlosschleife befindet, sollten Sie sich eine Aufgabe suchen, die Sie gern angehen und die Ihre ganze Konzentration erfordert. Vielleicht führen Sie vorher eine Erdungsübung aus, um Ihr DMN allmählich herunterzufahren. Kommen Sie ins Tun, kann das Stimmengewirr in Ihrem Kopf zu einem leisen Summen werden.

Kommen Sie in Bewegung

Wenn Sie sich einmal gar nicht aus dem Gestrüpp des Grübelns befreien können, sollten Sie es unbedingt mit Bewegung versuchen. Es fällt niemandem leicht, im Geiste wieder und wieder eine Arbeitsmail durchzugehen, während er eine Laufstrecke in atemberaubender Geschwindigkeit zurücklegt oder ein komplexes Hantelprogramm absolviert. Wahrscheinlich ist das Einzige, womit Ihr Gehirn in dieser Zeit befasst ist, dafür zu sorgen, dass Ihnen die Hantel nicht auf den Fuß fällt. Bei körperlicher Bewegung ist Ihr Gehirn gezwungen, sich auf das Ausführen dieser Bewegung zu konzentrieren. Deshalb gibt es nichts Besseres als Bewegung, wenn man sich eine Pause von einer negativen Rückkopplungsschleife gönnen will. Als Bonus sorgen Serotonin und Dopamin dafür, dass sich die Stimmung verbessert und Sie eher bereit sind, negative Gedanken effektiv zu verarbeiten und Ihre Gedanken insgesamt neu auszurichten. Beachten Sie dabei aber, dass intensive Bewegung am Abend bei manchen Menschen den Schlaf beeinträchtigen kann.

Übung: Ablaufdiagramm zum Grübeln

Stecken Sie im Grübeln fest, hilft Ihnen dieses Diagramm dabei, sich an die Schritte zu erinnern, mit denen Sie negative Gedankenschleifen auflösen können.

ABLAUFDIAGRAMM ZUM GRÜBELN

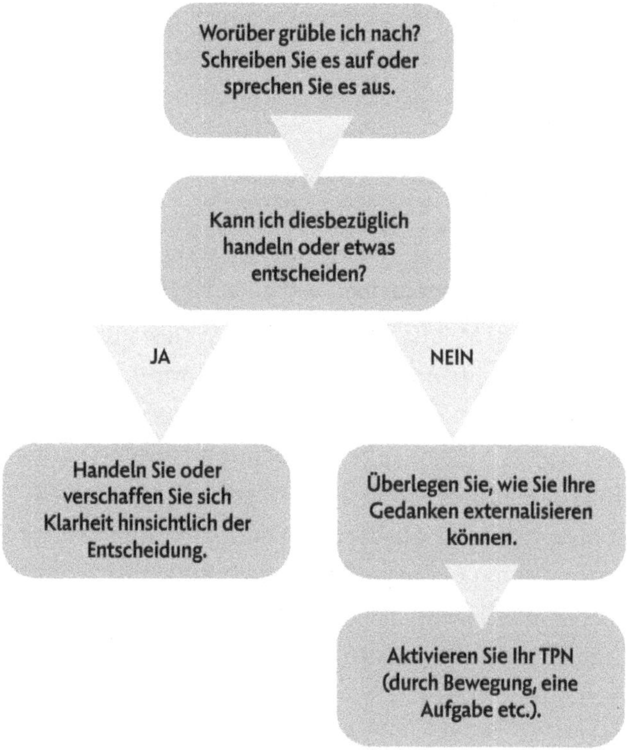
Worüber grüble ich nach? Schreiben Sie es auf oder sprechen Sie es aus.
Kann ich diesbezüglich handeln oder etwas entscheiden?
JA
NEIN
Handeln Sie oder verschaffen Sie sich Klarheit hinsichtlich der Entscheidung.
Überlegen Sie, wie Sie Ihre Gedanken externalisieren können.
Aktivieren Sie Ihr TPN (durch Bewegung, eine Aufgabe etc.).

Kapitel 11

SCHLAFPROBLEME

Zur aberwitzigen Tageszeit von zwei Uhr morgens traf ich vor Jahren meine Freundinnen auf dem Parkplatz vor der Mittelschule. Ich war außer mir vor Freude, da wir in einen Bus stiegen, der uns quer durch die Wüste zu Disneyland bringen sollte. Der Plan war folgender: Auf dem Weg dorthin würden wir ein paar Stunden schlafen, dann würden wir den gesamten Tag in dem Vergnügungspark verbringen und schließlich würden wir auf dem Weg nach Hause vor lauter Erschöpfung ins Koma fallen. Ich schaffte es, in den Park zu kommen und den Tag zu genießen, doch als wir danach wieder in den Bus stiegen, konnte ich nicht schlafen – obwohl ich mich nicht erinnern konnte, jemals im Leben so erschöpft gewesen zu sein. Beim Blick auf meine Uhr stellte ich fest, dass ich nun schon seit über 24 Stunden wach war.

Der Plan schien für alle Schülerinnen und Schüler dieser achten Klasse zu funktionieren, nur für mich nicht. Ich konnte nicht erkennen, dass außer dem Busfahrer und mir noch irgendjemand anderes von dieser ganz speziellen Art der Schlaflosigkeit gequält wurde.

Ich war verblüfft und beeindruckt, dass alle anderen es sich so bequem hatten machen können, dass sie schlafen konnten. Die meisten benutzten ihren Rucksack als Kopfkissen und waren schon weg, bevor wir Anaheim hinter uns gelassen hatten. Ich hingegen hatte nach allen Regeln der Kunst versucht, mein Gehirn zum Herunterfahren zu überreden und meinem entkräfteten Körper etwas Ruhe zu gönnen. Nachdem ich mich stundenlang mal hierhin, mal dorthin gedreht hatte, gab ich die Hoffnung auf.

Mir war zu warm. Irgendjemand hinter mir schniefte, und mein Gehirn weigerte sich, das Geräusch auszublenden. Ich dachte immer wieder über den Streit nach, in den ich mit einer Freundin geraten war, als wir auf die Fahrt mit der »Mad Tea Party« gewartet hatten. Vor dem Busfenster zog eine geisterhaft verlassene Landschaft vorbei, die mich an den Horrorfilm erinnerte, den ich neulich gesehen hatte.

Als wir auf den Parkplatz der Schule einbogen, war ich nah am Delirium. Meine Mutter warf einen Blick auf mich und fragte: »Wie viel hast du im Bus geschlafen?« Ich brach in Tränen aus, was ihr Antwort genug war.

Warum haben ADHSler Schlafprobleme?

Viele ADHSler kämpfen schon so lange mit Schlafproblemen, dass sie jegliche Hoffnung aufgegeben haben, dies könnte sich jemals bessern. Ich könnte mir vorstellen, dass einige meiner Leserinnen und Leser dieses Kapitel überspringen und gleich zum nächsten übergehen; für diejenigen, die das nicht getan haben, hoffe ich, dass sie auf den folgenden Seiten zumindest einen Ratschlag finden, der ihnen hilft. Erholsamer Schlaf ist immens wichtig. Ohne ihn geht es mit Konzentration, Aufmerksamkeit und Emotionsregulation den Bach runter. Fortschritte im Bereich Schlaf zahlen sich mehr als aus.

Wenn aber Schlaf so wichtig ist, besonders für Menschen mit ADHS, warum schlafen sie dann so schlecht? Die Gründe dafür sind komplex, es kommen zahlreiche Faktoren ins Spiel. Doch ich möchte wenigstens einige der Faktoren näher unter die Lupe nehmen, die dafür verantwortlich sind, dass wir nachts an die Schlafzimmerdecke starren.

Menschen mit ADHS leiden häufig auch am sogenannten Delayed Sleep-Wake Phase Syndrome (DSWPS, Syndrom der verzögerten Schlafphase).[1] Bei ihnen ist der zirkadiane Schlaf-Wach-Rhythmus im Vergleich mit dem Rest der Bevölkerung nach hinten verschoben. Jemand, der sein ganzes Leben lang eine »Nachteule« gewesen ist, kämpft wahrscheinlich mit DSWPS. Leider passt diese natürliche Neigung oft nicht zu den Anforderungen unseres Privat- und Berufslebens, was bedeutet, dass wir weit weniger Schlaf abbekommen, als unser Gehirn brauchen würde, um sein Bestes zu geben.

Doch nicht nur unsere Biologie hält uns nachts wach. ADHSler betreiben auch häufig, was klangvoll als Revenge Bedtime Procrastination bezeichnet wird – aus »Rache« (an sich selbst) die Schlafenszeit aufschieben. Neigt sich der Tag seinem Ende zu, blicken wir auf die Stunden zurück, in denen wir nichts geschafft haben, weil wir uns beispielsweise überfordert fühlten; gleichzeitig stellt sich durch die nahende Deadline der Schlafenszeit das Gefühl der Motivation ein. Meist stürzen wir uns dann in die Arbeit oder andere Aufgaben, um den Tag davor zu retten, komplett »verschwendet« worden zu sein. Vielleicht können wir so auch tatsächlich etwas nachholen, doch im Allgemeinen verlieren wir mit diesem Verhalten mehr, als wir gewinnen. Unser Gehirn kommt spät am Abend noch einmal so richtig in Schwung, und wir können nicht einschlafen. Wenn am nächsten Morgen der Wecker klingelt, fühlen wir uns erschöpft und von den anstehenden Aufgaben wiederum überfordert. Der Teufelskreis nimmt seinen Lauf. Und selbst wenn wir es schaffen, volle acht Stunden, bevor der Wecker am nächsten Tag klingelt, ins Bett zu kommen, müssen wir vor dem Einschlafen trotzdem noch eine Hürde nehmen – kreisende Gedanken. Vielleicht gelingt es uns tagsüber, unsere Gedanken immer wieder auf Anstehendes zurückzulenken; sobald wir uns aber hinlegen, taucht alles wieder auf, was wir am Tag nicht verarbeiten konnten. Das mögen negative Gedanken oder aufregende Ideen sein – jedenfalls halten sie uns davon ab, den Schlaf zu bekommen, den wir so dringend brauchen.

Eine Frau aus meiner Community beschrieb ihre Schlafprobleme so: »Meine Gedanken rasen nachts, es sei denn, ich habe mich tagsüber körperlich völlig verausgabt. Mein Mann spricht vor dem Einschlafen gern noch mit mir, das beruhigt ihn. Bei mir bewirkt es genau das Gegenteil, weil ich dann noch über alles Mögliche nachdenke.«

Allerdings stellt nicht nur das Einschlafen beim Zubettgehen ein Problem dar. ADHSler sind geradezu berüchtigt dafür, auch dann nicht wieder einschlafen zu können, wenn sie mitten in der Nacht aufwachen. Sind wir wach, wird unser Gehirn augenblicklich mit Gedanken und Ideen geflutet. Manchmal verlangt es unsere neueste Hyperfixation – der lang anhaltende, intensive Fokus auf etwas Interessantes –, dass wir uns unser Handy schnappen und sofort zu scrollen beginnen. Oder wir verspüren den brennenden Wunsch, so schnell wie möglich die Frage zu beantworten, die uns soeben willkürlich durch den Kopf geschossen ist. Vielleicht hatten wir gerade eine brillante neue Geschäftsidee. Doch egal was es ist, das Ergebnis ist immer dasselbe: ein erschöpftes, unkonzentriertes Morgen.

Beständiger erholsamer Schlaf kommt den meisten ADHSlern wie die Besteigung des Mount Everest vor. Viele lesen vielleicht etwas darüber, glauben aber nicht daran, dass sie jemals das Zeug dazu haben werden. Andere gehen aufs Ganze und investieren riesige Mengen an Energie und Geld in die Unterstützung, die sie brauchen, um auf den Gipfel zu gelangen. Dafür werden sie dann mit einer Aussicht belohnt, in deren Genuss nur wenige Menschen kommen. Wieder andere denken vielleicht, wenig sei besser als nichts, und beginnen mit kleineren Zielen; sie arbeiten sich Schritt für Schritt nach oben, benötigen dafür aber Jahre und müssen auch Umwege in Kauf nehmen.

Doch sollten wir deshalb die Hoffnung aufgeben und die Versuche einstellen? Natürlich nicht. Zwar wird nicht jedem perfekter Schlaf vergönnt sein, aber wir können viel tun, um ihn zumindest zu verbessern.

Strategien für einen besseren Schlaf

Nehmen Sie sich bitte etwas Zeit, sich Ihre Schlafmuster und Ihre Überzeugungen hinsichtlich des Schlafs anzusehen. Halten Sie nach wie vor an einschränkenden Glaubenssätzen wie: »Ich brauche einfach nicht viel Schlaf« oder: »Ich bin kein guter Schläfer, die Strategien werden bei mir also nicht funktionieren« fest? Falls ja, ermuntere ich Sie dazu, einmal ganz anders an den Schlaf heranzugehen. Stellen Sie sich das wie ein wissenschaftliches Experiment vor und seien Sie neuen Strategien gegenüber aufgeschlossen. Prüfen Sie Ihre Angewohnheiten wirklich gründlich und freuen Sie sich auch über kleine Veränderungen.

Geben Sie nicht so leicht auf! Es kann etwas dauern, bis Sie wissen, was Sie brauchen, um Ihren Schlaf zu verbessern.

Setzen Sie Ihre Augen täglich natürlichem Licht aus

Zu den am leichtesten zugänglichen Methoden, mit denen auch ADHSler ihre zirkadianen Rhythmen regulieren können, gehört es, die Augen morgens und abends natürlichem Licht auszusetzen. Wissenschaftliche Studien belegen, dass die Absorption von natürlichem Licht zu diesen Tageszeiten zu einem stabilen Schlaf-Wach-Rhythmus beitragen kann.[2] Es mag zunächst kontraintuitiv klingen, Licht bei Sonnenuntergang aufzunehmen, doch signalisiert das Abendlicht dem Körper, dass es nun bald Zeit zum Schlafen ist.

Wenn Sie in einer Gegend wohnen, in der es häufig bewölkt ist, denken Sie jetzt vielleicht, dass dies bei Ihnen nicht funktioniert. Doch absorbieren die Augen auch durch Wolken Licht. Den maximalen Nutzen haben Sie, wenn Sie es vermeiden, früh am Morgen und am Abend eine Sonnenbrille zu tragen. Meine Klientinnen und Klienten berichten von den größten Erfolgen mit dieser Strategie, wenn sie sie mit etwas Angenehmem verbinden, wenn sie dabei etwa ihren Morgenkaffee trinken oder abends spazieren gehen und beispielsweise einen Podcast hören. Ich finde es auch hilfreich, Tagebuch über die Fortschritte zu führen und kleinere (oder größere) Verbesserungen festzuhalten. Das motiviert Sie, weiter an dieser positiven und nützlichen Angewohnheit zu arbeiten.

Finden Sie heraus, was Ihre Sinne brauchen

Dafür müssen Sie sich vielleicht auf die Suche nach dem bequemsten Pyjama der Welt machen und diesen dann in jeder erhältlichen Farbe kaufen. Vielleicht müssen Sie auch mit Ihrem

Bettzeug experimentieren. Probieren Sie es beispielsweise einmal mit einer Gewichtsdecke – die ist in meinem Haushalt inzwischen unverzichtbar geworden.

Und wie sieht es mit Geräuschen aus? Bevorzugen Sie komplette Stille, oder wäre eine dezente Klanglandschaft hilfreich? Licht spielt ebenfalls eine Rolle. Die meisten Menschen schlafen in einer dunklen Umgebung am besten; lässt sich die nicht natürlich herstellen, könnten Sie das Tragen einer Schlafmaske in Erwägung ziehen. Vergessen Sie auch die Temperatur im Schlafzimmer nicht. Das ist besonders wichtig, wenn Sie sich gerade in einer Phase hormoneller Schwankungen befinden. Die meisten mögen es lieber, wenn es kühler ist. Auch hier gilt: Halten Sie fest, was funktioniert und was nicht, wenn Sie damit experimentieren, was Ihre Sinne brauchen, damit Sie besser einschlafen können.

Versuchen Sie, sich an feste Schlaf- und Aufstehzeiten zu halten

Das ist dank Hyperfokussierung, Zeitagnosie und den guten alten Verantwortlichkeiten im Leben natürlich nicht ganz einfach. Je näher wir jedoch an so etwas wie eine Routine in diesem Bereich herankommen, desto leichter wird es uns fallen, abends einzuschlafen und morgens nach dem Klingeln des Weckers aufzustehen. Nützlich ist auch, alles rund um Ihren Schlaf einige Wochen lang zu dokumentieren, entweder mit einem eigens dafür vorgesehenen tragbaren Gerät oder ganz altmodisch auf Papier. So finden Sie heraus, wann am Tag Sie am unkompliziertesten einschlafen und aufstehen können. Viele haben einen optimalen Zeitpunkt am Abend, wenn die Melatoninproduktion auf Hochtouren läuft. Verpassen sie dieses Zeitfenster, fällt es ihnen viel schwerer einzuschlafen. Morgens spielt es dann eine große Rolle, wo in unserem Schlafzyklus wir uns beim Aufwachen befinden. So fühlen wir uns um sechs Uhr vielleicht gut, 30 Minuten später aber miserabel, obwohl wir technisch gesehen länger geschlafen haben. Das liegt daran, dass wir um sechs Uhr weniger tief geschlafen haben und uns später in einer REM-Phase befanden, aus der wir schwerer aufwachen. Wir durchlaufen in einer normalen Nacht mehrere REM-Phasen, in denen wir tiefer schlafen und träumen. Wenn Sie eine Zeit lang Buch über Ihre Erfahrungen führen, finden Sie heraus, wann Sie abends idealerweise ins Bett gehen und morgens idealerweise aufstehen sollten.

Essen und trinken Sie abends »vernünftig«

Häufig wirken sich unsere abendlichen Essgewohnheiten negativ auf unseren Schlaf aus. Wir essen tagsüber nicht genug und schlingen am Abend dann alles hinunter, was wir finden können, um das Defizit auszugleichen. So fühlen wir uns vollgestopft und können schlechter einschlafen.

Ebenfalls zu Schlafproblemen beitragen kann regelmäßiger abendlicher Alkoholkonsum. Alkohol löst die Ausschüttung großer Mengen an Dopamin aus – ein Grund, warum viele ADHSler sich zu ihm hingezogen fühlen. Und die Entspannung, die er bewirkt, lässt uns auch tatsächlich schneller einschlafen, das allerdings zu einem nicht geringen Preis: Wir schlafen weniger tief und wachen öfter auf. Ich habe schon von vielen ADHSlern gehört, dass sie nach dem Konsum von Alkohol um zwei oder drei Uhr nachts mit einem Gefühl der Angst aufwachen. Wenn auch Sie das schon erlebt haben, sollten Sie weniger oder gar nichts mehr trinken. Lassen Sie zumindest einmal an einem oder zwei Abenden den Alkohol weg und prüfen Sie, ob Sie dann besser schlafen. Sollten Sie den Verdacht hegen, psychisch oder physisch von Alkohol abhängig zu sein, suchen Sie sich bitte unbedingt professionelle Hilfe, wenn Sie mit dem Trinken aufhören wollen.

Bewegen Sie sich tagsüber ausreichend

Ich weiß, dass ich mich wiederhole, wenn ich schon wieder über Sport und Bewegung spreche, aber das tue ich aus gutem Grund. Sport hat nicht nur unwiderlegbare Vorteile für unser Gehirn, er ist auch der Schlüssel zu erholsamem Schlaf. ADHSler mit einem hohen Maß an Hyperaktivität müssen diese Hyperaktivität kanalisieren, wenn sie sie nicht bis tief in die Nacht wachhalten soll. Am besten wäre ein tägliches Work-out; scheint Ihnen das im Moment aber noch nicht möglich, können Sie sich überlegen, wie Sie sonst noch Bewegung in Ihren Alltag einbauen könnten. Halten Sie Meetings beim Spazierengehen im Park ab, stemmen Sie in der Mittagspause Gewichte oder führen Sie kleinere Ausdauer- oder Kraftübungen zwischen den Besprechungen durch.

Meiden Sie Hyperfokus-Rabbit-Holes

In der Regel läuft es so ab: Wir gehen um zehn Uhr abends auf die Website eines Nachrichtensammlers, um »nur mal kurz draufzuschauen«, und stellen »kurz darauf« fest, dass vier Stunden vergangen sind. Wir sind dann vielleicht Experten für Bärtierchen oder irgendetwas anderes Seltsames, haben aber noch kein Auge zugetan. War es das wert? Manchmal schon, meist nicht. Und was ist geschehen? Nicht nur hat das Licht des Bildschirms den natürlichen Signalen des Gehirns, allmählich zur Ruhe zu kommen, dazwischengefunkt, wir haben unser Gehirn mit aufregenden Informationen auch noch angestachelt und Hyperfokussierung ausgelöst. Überlegen Sie, welche Aktivitäten Sie übermäßig in Anspruch nehmen und nachts stundenlang wachhalten können. Überlegen Sie dann, welche Aktivitäten mit einem dezidierten Anfang und Ende Sie stattdessen unternehmen könnten. Führen Sie in der letzten halben Stunde vor dem Zubettgehen nur diese Aktivitäten aus – so geben Sie Ihrem Kopf das Signal, dass er nun zur Ruhe kommen darf. Haben Sie etwas gefunden, das für Sie funktioniert, bleiben Sie am besten dabei, denn dann bekommt Ihr Kopf jeden Abend das gleiche Signal und ein gewisser Automatismus stellt sich ein.

Folgen Sie natürlichen Rhythmen, wenn Sie können

Dieser Ratschlag wird für all jene, die Verpflichtungen wie Kinder, Schule oder Jobs mit einem engen zeitlichen Korsett haben, vermutlich nur bedingt funktionieren. Alle anderen können sich überlegen, warum sie glauben, unbedingt »mit den Hühnern« aufstehen zu müssen. Spricht kein zwingender Einwand dagegen, könnten Sie einfach Ihrem natürlichen Rhythmus folgen. Vielen ADHSlern fällt es viel leichter, sich abends zu konzentrieren, denn dann strömen weniger Ablenkungen wie Nachrichten oder Mails auf sie herein. Können Sie sich Ihr Leben nach Ihren bevorzugten Mustern ausrichten, hoffe ich, dass Sie es sich auch gestatten, das zu tun.

Wenn alles nichts hilft – holen Sie sich Hilfe

Haben Sie das Gefühl, wirklich alles versucht und trotzdem keine Verbesserung erzielt zu haben, sollten Sie mit Ihrem Arzt über eine Untersuchung im Schlaflabor oder die Gabe von Medikamenten sprechen. Da Schlaf ein Grundstein Ihrer geistigen und körperlichen Gesundheit ist, sollten Sie ihm unbedingt Priorität einräumen.

Übung: Schlaftracker

Mit dem Schlaftracker finden Sie heraus, welche Strategien Ihnen am besten zu einem erholsamen Schlaf verhelfen.

SCHLAFTRACKER

Füllen Sie das Arbeitsblatt im Laufe des Tages oder vor dem Schlafengehen aus.

Wie viele Gläser Wasser habe ich heute getrunken?

Habe ich meine Medikamente/Nahrungsergänzungsmittel genommen?

Habe ich etwas gegessen?

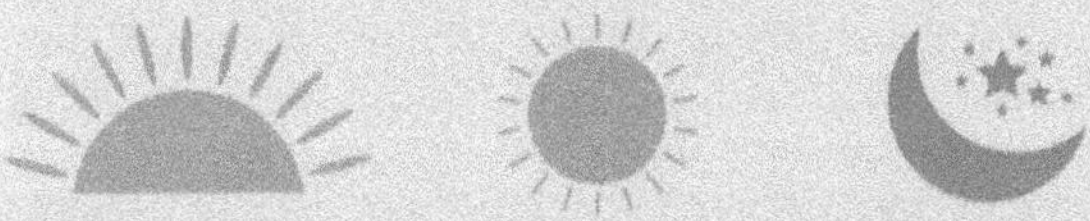

War ich draußen?

Habe ich mich bewegt?

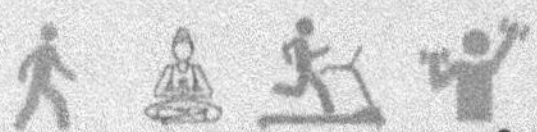

Sonstiges

Aufstehzeit

Schlafengehzeit

Einschätzung beim Aufstehen

Wie gut habe ich geschlafen?	1 2 3 4 5 6 7 8 9 10
Wie hoch ist mein Energielevel?	1 2 3 4 5 6 7 8 9 10

Kapitel 12

DIE EINSTELLUNG »ALLES ODER NICHTS«

Ich hätte nie gedacht, dass das Lesen eines Lebensmitteletiketts einmal dazu führen könnte, dass ich mich in Tränen aufgelöst wiederfinde, aber da stand ich nun in meiner Küche, eine Flasche Salatdressing in der Hand, und schluchzte. In diesem Augenblick kam mein Mann in die Küche geschlendert, warf einen Blick auf die Salatkreation, die ich gerade geschaffen hatte, und sagte: »Wow, der sieht aber lecker aus!«

»Ist er bestimmt auch, aber ich kann ihn nicht essen!«, blaffte ich ihn an.

»Sag mir, wenn ich dir was machen kann«, erwiderte er, schmierte sich ein Sandwich, steckte sich seine Kopfhörer wieder in die Ohren und schlich sich aus der Küche. Er spürte, dass ich vor lauter Hunger stinksauer war, und war klug genug zu wissen, dass er sich besser rar machte, als logisch mit mir diskutieren zu wollen. Denn ich war wieder einmal auf Diät – eine Diät, die so streng war, dass sie ganze Lebensmittelgruppen ausschloss. Auf dem Etikett des Salatdressings, das ich schluchzend in der Hand hielt, stand als letzte enthaltene Zutat Maltose. Und da Maltose nichts anderes ist als Zucker, in diesem Fall Malzzucker, war es laut meiner Diät strikt verboten, auch nur minimale Mengen davon zu sich zu nehmen.

Auf der Suche nach einer Alternative durchwühlte ich sämtliche Vorratsschränke, aber alles, was infrage kam, enthielt mindestens eine Zutat, von der ich mich fernhalten sollte. Mein Frust nahm zu, ebenso wie mein Hunger. Ich spürte, wie sich ein dumpfer Schmerz in meinem Kopf breitmachte, und wusste, dass er sich zu etwas Fürchterlichem auswachsen würde, wenn ich nicht bald etwas zu essen bekam. Als ich im Kühlschrank angelangt war, fiel mein Blick auf einen Pizzakarton. Meine Familie hatte sich am Abend zuvor an Grissini und Pepperonipizza mit extradickem Rand gütlich getan, während ich mich mit Hähnchen und Gemüse begnügt hatte. *Scheiß drauf,* dachte ich und nahm mir ein Stück Pizza, das ich verdrückte, ohne mir die Mühe zu machen, mich dafür an den Tisch zu setzen. Anschließend warf ich meine Salatkreation in den Müll und schrieb meinem Mann die Nachricht: »Tja, ich hab's wieder verbockt. Lass uns heute Abend was trinken und Burger essen gehen.«

Wenn Sie das jetzt lesen und absolut nachvollziehen können, warum ich das Stück Pizza gegessen habe, statt bei meinen Diätregeln nur ein ganz klein wenig zugunsten des Salatdressings zu schummeln, sind Sie wahrscheinlich auch mit der Einstellung »Alles oder nichts« vertraut.

Man bezeichnet diese Einstellung häufig auch als Schwarz-Weiß-Denken oder kognitive Inflexibilität. Sie besteht in der

Neigung, die Dinge als richtig oder falsch, gut oder schlecht, Erfolg oder Misserfolg zu sehen – ohne den geringsten Raum für Zwischentöne. Zwar kann jeder Mensch in diese fehlangepassten Denkmuster verfallen, aber ADHSler sind dafür extrem anfällig. Die kognitive Flexibilität gehört zu den exekutiven Funktionen: geistige Fähigkeiten, die uns dabei helfen zu lernen, Aufgaben auszuführen, mit Emotionen umzugehen und vieles mehr. Die exekutiven Funktionsfähigkeiten werden vom präfrontalen Kortex gesteuert, jenem Hirnareal, das bei ADHSlern anders funktioniert als bei neurotypischen Personen.

Wie in Kapitel 10 besprochen, neigen Menschen mit ADHS auch zur negativen Grübelei (und negativen Gedankenschleifen), bei der wir uns auf bestimmte Gedanken fixieren, meist Sorgen oder negative Überzeugungen. Zwar haben auch Menschen ohne ADHS damit zu kämpfen, doch fällt es uns schwerer, daraus auszubrechen. Je mehr Zeit wir damit verbringen, über eine Überzeugung oder Sorge nachzugrübeln, desto fester und größer wird diese, was wiederum zu der verzerrenden »Alles oder nichts«-Einstellung führen kann. Die Hyperfokussierung – der Zustand, in dem außer dem Objekt unserer Aufmerksamkeit alles um uns herum zu existieren aufhört – kann diese Verzerrung ebenfalls verstärken.

Die Folgen der Einstellung »Alles oder nichts«

Warum ist kognitive Flexibilität so wichtig? Ist es nicht besser, »aufs Ganze zu gehen« oder starke Überzeugungen zu vertreten? Ja, das *kann* gut sein, es kann aber genauso gut schädliche Folgen haben, wenn leidenschaftliche Überzeugungen oder Ängste das kritische Denken ausschalten oder Zwischentöne vollständig ausblenden.

Die Einstellung »Alles oder nichts« kann sich beispielsweise verheerend auf unsere Beziehungen auswirken. Nimmt die Starrheit bezüglich unserer Überzeugungen und Werte überhand, kann dies dazu führen, dass wir andere undifferenziert als »schlecht« oder »gut« bezeichnen. Wir könnten jemandem die Freundschaft kündigen, wenn wir erfahren, dass dieser Jemand in einem bestimmten Punkt anderer Ansicht ist als wir. Wir könnten Menschen, die uns wichtig sind, an einem starren Standard messen, der nur wenig Raum für Mitgefühl lässt. Weigern wir uns, die Grautöne einer Situation anzuerkennen, kann es dadurch auch zu unproduktiven Konflikten in uns selbst oder innerhalb der Gemeinschaft kommen.

Ein solches Denken kann auch Einfluss darauf haben, wie ADHSler an das Thema Selbstfürsorge herangehen. Wenn wir uns in puncto Essen, Schlafen oder Sport einmal für etwas entscheiden, geben wir alles. Dank unserer Inflexibilität sind wir der wahr gewordene Traum der Gesundheits- und Fitnessindustrie. Wir machen uns zu Sklaven der neuesten megarestriktiven Modediät oder des neuesten ultraintensiven Work-outs. Lässt unsere Obsession nach, bewegen wir uns nicht selten in die exakt entgegengesetzte Richtung. Können wir uns einer Sache nicht zu 100 Prozent widmen, versuchen wir es erst gar nicht. Ein »versuche, mehr Gemüse zu essen« oder »versuche, dich jeden Tag zu bewegen« gibt es nicht – es heißt entweder Burger oder Salat, entweder Couch oder Marathon.

Auch beim Verfolgen persönlicher oder beruflicher Ziele steht uns die »Alles oder nichts«-Einstellung massiv im Weg. Wir bemühen uns dabei um Beständigkeit und verwechseln Beständigkeit mit täglicher maximaler Anstrengung. Geben wir einmal nicht alles, zählt es nicht. Nehmen wir einmal an, Sie gründen ein Geschäft und arbeiten mehrere Wochen lang zwölf

Stunden am Tag dafür. Dafür werden Sie mit großen Fortschritten belohnt. Doch dann kommt das Leben dazwischen, und etwas Dringendes fordert einen Teil Ihrer Zeit. Vielleicht lassen aber auch Ihre Konzentration und Ihr Interesse nach, und Sie können nur noch die Hälfte der Zeit in Ihr Unternehmen investieren. Wahrscheinlich bezeichnen Sie es dann als Misserfolg – und vergessen dabei, dass Sie immer noch Fortschritte machen, nur vielleicht nicht im selben Tempo.

Gehen wir aufs Ganze, brennen wir eine Zeit lang dafür, brennen aber ebenso schnell auch wieder aus. Wir tun uns schwer damit, die Nuancen wahrzunehmen, wir sehen nur die Probleme auf der einen und die großen Erfolge auf der anderen Seite. Wir erklären uns viel zu früh für bankrott. Würden wir stattdessen innehalten und uns die Sache näher ansehen, wären wir auch in der Lage, kleinere Erfolge zu erkennen, die unseren Fortschritt belegen und uns motivieren dranzubleiben.

Ein Mitglied meiner Community formulierte dies so: »Ich bin entweder dabei oder lehne es strikt ab. Das ist nicht leicht, weil ich dadurch Dinge verpasse, die mir wahrscheinlich Spaß machen und guttun würden, und mich stattdessen auf andere Dinge fixiere. Ich habe so schon Gelegenheiten verpasst, beruflich weiterzukommen, Freundschaften zu schließen und einfach das Leben zu genießen.«

Leidenschaftliche Aktivisten oder sture Rechthaber?

Bei der kognitiven Flexibilität geht es nicht darum, die leidenschaftliche Stimme in unserem Inneren zum Schweigen zu bringen. Unsere Entschlossenheit und unsere Überzeugungen gehören zu den mächtigsten Instrumenten, mit denen wir Veränderungen herbeiführen können. Wird aus der überzeugten inneren Stimme jedoch eine einseitige und sture, steht dies der gewünschten Veränderung im Allgemeinen eher im Weg.

Denke ich heute über meine Beziehung zu Diäten und Essen nach, bedauere ich es sehr, dass ich die Grautöne nicht früher gesehen habe. Ich habe so viel Energie auf unnötig restriktive Diätpläne verschwendet – Energie, die ich woanders gut hätte gebrauchen können. Ich habe Basics wie den Verzehr von mehr Gemüse vernachlässigt, aus Angst, es sei nicht bio oder »sauber genug«. Ich machte mir morgens meinen geliebten Proteinshake nicht mehr, weil ich beschlossen hatte, er sei zu stark industriell verarbeitet. Diese ganze Starrheit brachte mich nicht auch nur einen Zentimeter näher an den gesunden Lebensstil heran, den ich mir wünschte, stattdessen bescherte sie mir ein niedriges Energieniveau und ein niedriges Selbstwertgefühl.

Mehr über ADHS und die Einstellung »Alles oder nichts« zu erfahren warf ein grelles Schlaglicht darauf, wie sehr sich meine Ansichten über Gesundheit verzerrt hatten. Endlich konnte ich mit meinen Schuldgefühlen, nie bei einer strikten Diät bleiben zu können, umgehen und über eine differenziertere Herangehensweise nachdenken. Jetzt, da ich keine Sklavin unmöglicher Vorgaben in diesem Bereich mehr bin, ist es mir gelungen, aus dem Teufelskreis auszubrechen.

Werfen wir das »Alles oder nichts«-Denken über Bord, können wir tiefere, respektvollere Beziehungen eingehen. Denn wie sollen gesunde Verbindungen entstehen, wenn die Beteiligten Angst haben, auch mal eine abweichende Meinung zu äußern? Wenn wir auf Fehler bei anderen ähnlich intolerant reagieren wie bei uns selbst? Wie können wir Einfluss auf die Gemeinschaft nehmen, wenn wir uns weigern, Kompromisse einzugehen? Wie Veränderungen herbeiführen, wenn uns unsere starren Überzeugungen in der Defensive halten? Ist uns unsere

Neigung, auf eine bestimmte Art und Weise zu denken, bewusster, öffnen wir uns einem konstruktiveren Umgang mit uns selbst und anderen.

Strategien für mehr kognitive Flexibilität

Wie können wir zu einem flexibleren und nuancierteren Denken gelangen? Hier hilft die Neugier weiter, die ADHSlern angeboren ist und die wir zu unserem Vorteil nutzen können. Mit dieser Stärke können wir die Neigung zu Extremen in unseren Denkprozessen bekämpfen. Und mit etwas Zeit und einem geschärften Bewusstsein können wir unser Gehirn schließlich so umprogrammieren, dass es auch differenziertere Möglichkeiten erkennt. Sehen wir uns einige Schlüsselstrategien dazu an.

Lernen Sie, lernen Sie, lernen Sie!

Unser Gehirn ist ständig auf der Suche nach Interessantem und von Natur aus neugierig. Verbinden wir uns mit der neugierigen Seite unserer Persönlichkeit und streben danach zu lernen, öffnen wir uns alternativen Möglichkeiten, ans Denken heranzugehen. Üben Sie sich darin zu erkennen, wann Sie unflexibel werden, und stellen Sie sich Fragen wie: Kann man das auch anders sehen? Um noch einmal an den Anfang dieses Kapitels zurückzukommen: Ich hätte mir durchaus auch ein bisschen Zucker im Salatdressing erlauben können, statt gleich die ganze Diät über Bord zu werfen.

Darüber hinaus können Sie sich auch fragen: Aus welchem umfassenderen Blickwinkel kann ich die Sache betrachten? Dazu ein Beispiel. Nehmen wir einmal an, Sie hätten Ihre Freundin bei einer Notlüge ertappt und erachteten das Lügen als grundsätzlich falsch. In der Folge wandten Sie sich von dieser Freundin ab.

Bei näherer Betrachtung könnte Ihnen jedoch beispielsweise klar werden, dass Ihre Freundin gelogen hat, weil sie jemand anders nicht verletzen wollte – so sehen Sie die Situation nicht schwarz-weiß, sondern in Grauschattierungen.

Experimentieren Sie

Wenn Schwarz-Weiß-Denken Ihre Selbstfürsorge sabotiert, sollten Sie auch hier wieder Ihre angeborene Neugier zu Ihrem Vorteil nutzen und diesen Bereich Ihres Lebens als anhaltendes Experiment betrachten. Probieren Sie es mit neuen Herangehensweisen, aber bleiben Sie offen bei der Bewertung ihrer Effektivität. Denn leider kommt es bei ADHSlern nicht selten vor, dass sie sich mit dem Kopf voran in etwas Neues stürzen, sich dabei verausgaben und dann glauben, es funktioniere für sie nicht. Fallen wir jedoch rasch wieder in alte Gewohnheiten oder stürzen uns zu schnell ins nächste Neue, verpassen wir die Lektionen des letzten Versuchs. Statt zu denken: »Das funktioniert für mich nicht«, könnten Sie denken: »*Was* an dem Versuch hat funktioniert?« Fragen Sie sich, was dem Erfolg im Weg stand oder wie Sie das, was Sie gelernt haben, für den nächsten Versuch nutzen könnten. Wenn Sie offener fürs Experimentieren sind, können Sie das, was funktioniert hat, mitnehmen und mit der Zeit bessere Praktiken und Angewohnheiten entwickeln, die Sie in Ihrer geistigen und körperlichen Gesundheit wirklich unterstützen.

Erkennen und begrenzen Sie Ihre Zeit in der Echokammer

Unsere moderne Welt hat sich auf eine Art und Weise entwickelt, die es uns noch schwerer macht, die Dinge nicht schwarz-weiß zu sehen. Social-Media-Algorithmen sind so konstruiert, dass sie uns die Ansichten liefern, denen wir ohnehin schon zustimmen. Wir lassen uns unbewusst von Nachrichtenquellen anziehen, die unsere vorgefasste Meinung wiedergeben. Wir ziehen zudem Menschen an, die die gleichen Interessen und Werte haben wie wir. Und es ist auch nichts falsch daran, Zeit mit jemandem zu verbringen, der ähnliche Überzeugungen hat. Gemeinsamkeit spendet Trost und Kraft. Dennoch sollten wir uns der Kehrseite dessen bewusst sein, was geschieht, wenn wir uns nur mit Stimmen umgeben, die ein Echo der unseren sind.

Wollen Sie sich nicht nur mit Schwarz oder Weiß, sondern auch mit den Abstufungen dazwischen beschäftigen, sollten Sie darauf achten, wie an den Orten, an denen Sie sich am meisten aufhalten, mit einer anderen Meinung umgegangen wird. Wird sie respektvoll diskutiert? Gibt es Raum für umsichtige Debatten, oder wird jemand, der einen anderen Wert vertritt als die Mehrheit, sofort verbannt? Es ist wichtig, den Unterschied zwischen einem sicheren Raum und einem Raum zu kennen, der ein Narrativ diktiert. Finden Sie sich in einer Gemeinschaft wieder, die nur eine ganz bestimmte Weltsicht akzeptiert, sollten Sie sich überlegen, ob eine größere Gedankenvielfalt Ihnen nicht guttun würde.

Übung: Prüfen Sie Ihre Gedanken

Wann immer Sie den Verdacht hegen, der Einstellung »Alles oder nichts« zum Opfer gefallen zu sein, können Sie sich die folgenden Fragen stellen:

- Basiert meine Meinung auf Annahmen oder auf Fakten?
- Welche anderen Optionen habe ich?
- Was könnte sonst noch richtig sein?
- Warum halte ich meine Herangehensweise an das Problem für die einzig mögliche?

Kapitel 13

ESSSTÖRUNGEN UND ERNÄHRUNGSPROBLEME

Zehn Tage nach der Geburt meines zweiten Kindes saß ich auf dem Boden meiner Garage vor dem offenen Gefrierschrank und heulte Rotz und Wasser. Ich hatte die vergangenen 30 Minuten mit dem verzweifelten Versuch verbracht, mehrere aneinandergefrorene Tiefkühlbeutel voneinander zu trennen, ohne die Beutel dabei versehentlich aufzureißen. Gerade wachte meine Tochter von einem kurzen Nickerchen auf, und so würde ich mich für den Rest des Tages immer nur sporadisch um das Tiefkühlbeutelproblem, das ich selbst geschaffen hatte, kümmern können. Ich schloss den Gefrierschrank, lehnte mich an seine Tür und ließ mich für einen kurzen Augenblick von den Tränen überwältigen. »Warum schufte ich mich ab, um mir das Leben ein kleines bisschen leichter zu machen, und verbocke es jedes Mal?«, fragte ich mich.

In den letzten Wochen meiner Schwangerschaft war ich emsig damit beschäftigt gewesen, Mahlzeiten zu kochen, die man gut einfrieren kann, damit wir im Gefrierschrank einen Vorrat an Optionen hatten, wenn für das Kochen wieder einmal keine Zeit blieb. Ich wusste, dass ich mit Kochen und Saubermachen überfordert sein würde, wenn ich mich den ganzen Tag um ein Neugeborenes und ein Kleinkind kümmern musste. Ich wusste auch, dass ich sehr schlecht darin war, um Hilfe zu bitten, und dass ich mich immer noch dafür schämte, wie sehr ich beim ersten Mal mit dem Muttersein gekämpft hatte. Und so schien mir das Vorbereiten und Einfrieren die logische Lösung zu sein. Wie stolz war ich doch auf mich gewesen, als ich den Gefrierschrank beladen hatte – schließlich hatte ich mir vorher erst meinen Weg durch den ganzen Prozess des Rezepteauswählens, Einkaufens, Kochens und Saubermachens bahnen müssen.

Der ganze Stolz verpuffte in dem Moment, in dem sich das eine Detail, das ich übersehen hatte, in seinem vollen Ausmaß offenbarte. Ich hatte mich so gefreut, es geschafft zu haben, dass ich mir nicht die Zeit genommen hatte, die Tiefkühlbeutel beim Einfrieren durch ein Stück Karton voneinander zu trennen. Wozu auch? Die Antwort auf die Frage bekam ich, als sich mir beim erneuten Öffnen des Gefrierschranks der Anblick eines monströsen Tiefkühlbeutelklumpens bot. Es war einfach unmöglich, die Beutel voneinander zu lösen, ohne dabei mehrere von ihnen kaputt zu machen und eine Riesensauerei anzurichten.

Ich hatte versagt, trotz der allerbesten Absichten. Ich hatte mir die Arbeit nicht erleichtert, sondern mir noch welche obendrauf gepackt, ganz abgesehen davon, dass ich Lebensmittel, Geld und kostbare Energie verschwendet hatte. Ich wischte mir die Tränen ab, nahm mein Baby auf den Arm und teilte meinem

Mann mit, dass wir uns wieder einmal etwas zu essen würden bestellen müssen.

Warum haben ADHSler ein Problem mit dem Essen?

Sich zu ernähren stellt für viele Menschen mit ADHS ein ernsthaftes Problem dar. Studien belegen, dass bei uns die Wahrscheinlichkeit, eine Essstörung zu entwickeln, bis zu neunmal höher ist als bei Menschen ohne ADHS.[1] Sollten Sie vermuten, an einer Essstörung zu leiden, zögern Sie bitte nicht, sich diesbezüglich professionelle Hilfe zu holen.

Das bedeutet jedoch nicht, dass ADHSler ohne klinische Essstörung keine komplizierte Beziehung zum Essen hätten. Es kommt nicht selten vor, dass wir vergessen, morgens etwas zu uns zu nehmen, und dann um fünf Uhr nachmittags nichts in Vorrats- oder Kühlschrank vor unserem Zugriff sicher ist. Wir folgen entweder der neuesten überrestriktiven Diät oder essen Cornflakes zu jeder Mahlzeit. ADHS kann unsere Essgewohnheiten auf vielfältige Art und Weise und aus vielfältigen Gründen beeinflussen; die Störung ist häufig das fehlende Puzzleteilchen an Information, wenn es darum geht, die eigenen verwirrenden Gepflogenheiten zu begreifen.

ADHS kann beispielsweise dazu führen, dass wir in Phasen der Hyperfokussierung das Bedürfnis, Nahrung zu uns zu nehmen, vernachlässigen. Und sind wir gerade nicht hyperfokussiert, benutzen wir Nahrung vielleicht als Stimulationsquelle. Durch den für uns typischen niedrigeren Dopaminspiegel begeben wir uns unbewusst auf die Jagd nach rascher Belohnung – ein Bedürfnis, das durch Essen durchaus befriedigt werden kann.

Sarah aus meiner Community hat diesen Dopaminteufelskreis an sich selbst festgestellt: »Aufgrund meiner ADHS benutze ich Essen oft als Dopaminersatz. Das hat zu gestörten Essverhaltensweisen und Gewichtszunahme geführt. Wann immer ich gelangweilt, traurig oder wütend bin oder anderweitig irgendeine Art von Dopaminreset brauche, greife ich zu Essen. Ich habe mich jahrelang ungeheuer dafür geschämt. Unsere Kultur des Schlankheitsideals hat mir eingeredet, ich sei verfressen und es mangele mir lediglich an Willenskraft, um abzunehmen. Jetzt weiß ich, dass ADHSler häufig Dinge wie Essen als Dopaminersatz benutzen, das Verhalten wird auch als Dopamine Mining bezeichnet. Ich kämpfe immer noch damit, mein Bedürfnis nach Dopamin anders zu decken als durch Essen. Doch ich erkenne heute besser, was in mir vorgeht, ich schäme und hasse mich nicht mehr dafür. Selbsterkenntnis ist tatsächlich die halbe Miete.«

Darüber hinaus kann auch unsere Wahrnehmung Einfluss auf unsere Essgewohnheiten nehmen. Vielleicht haben wir Aversionen gegen bestimmte Gerüche oder eine bestimmte Konsistenz, was die Essoptionen einschränkt. Noch komplizierter macht es die Sache, wenn wir Essen, das wir immer gern mochten, eines Tages plötzlich nicht mehr mögen. Mir passiert das meist dann, wenn ich mich mit dem betreffenden Lebensmittel gerade in Hülle und Fülle bevorratet habe.

Ebenfalls eine Rolle spielt die Tatsache, dass ADHSler schnell überfordert sind. Für Menschen mit ADHS ist der ganze Prozess der Ernährung mit Herausforderungen und Hürden verbunden. Schon das Planen einer Mahlzeit bietet eine hervorragende Gelegenheit für Entscheidungslustlosigkeit und endloses Grübeln. Haben wir schließlich eine Wahl getroffen, müssen wir uns durch einen reizüberflutenden Supermarkt quälen. Zu Hause sollten wir das Gemüse wenn möglich noch auspacken *und* später nicht vergessen, dass es im Gemüsefach liegt – dabei gilt doch: aus den Augen, aus dem Sinn. Ist es dann an der Zeit, das

Abendessen zuzubereiten, haben wir schon den ganzen Tag Motivation für unliebsame Aufgaben aufbringen müssen, da bleibt für Kochen und Saubermachen nun wirklich kaum noch Liebe übrig. Und so können wir das Gemüse am Ende der Woche wieder einmal wegwerfen, während sich Lieferserviceausgaben und Schuldgefühle in astronomische Höhen geschwungen haben. Das kann unglaublich frustrierend sein; doch wenn wir verstehen, welche Rolle ADHS bei diesen Automatismen spielt, können wir lernen einzugreifen.

Ich wünsche mir manchmal, ich könnte die Zeit zurückdrehen und mein schluchzendes Ich auf dem Boden der Garage tröstend in den Arm nehmen. Ich würde ihm sagen, es sei völlig in Ordnung, dass ihm das Ernähren seiner selbst und seiner Familie viel schwerer fällt, als es seiner Meinung nach »sollte«. Ich würde ihm erklären, warum Kochen für Menschen mit ADHS eine Herausforderung darstellt, und ihm sagen, es sei nicht seine Schuld. Ich würde es sanft darauf hinweisen, dass es seine eigene Herangehensweise ans Sattkriegen der Familie finden könne, eine Herangehensweise, die es nicht jeden Tag in Tränen ausbrechen ließ.

Wir sind enormem gesellschaftlichem Druck ausgesetzt, der uns vorschreibt, nicht nur die meisten unserer Mahlzeiten selbst zu kochen, sondern auch noch kreativ dabei zu sein. Nicht zu vergessen das Narrativ, diese Mahlzeiten müssten immer nahrhaft und köstlich sein. Wir reden uns ein, all das wunderschöne Essen, das per Bild in den sozialen Netzwerken gepostet wird, sei der Maßstab, an dem wir unsere Anstrengungen messen müssten. Viele ADHSler halten solche Posts für viel zu wichtig, sie grübeln viel zu lange über sie nach. Unsere Neurodivergenz macht es uns ungleich schwerer, solchen Erwartungen gerecht zu werden und nicht zu verinnerlichen, unsere Ernährungsprobleme machten uns minderwertig. Und selbst ohne das zusätzliche Problem eines neurodivergenten Gehirns liegt die Messlatte meines Erachtens deutlich zu hoch.

Wie viel leichter wäre das Leben doch, würden wir unsere Erwartungen rund um das Thema Ernährung runterschrauben. Was, wenn wir der Stimme, die uns erzählt, eine Banane und ein Proteinshake seien ein »faules« Frühstück, den Mund verbieten und stattdessen das genießen würden, was uns unter unseren ganz persönlichen Umständen guttut?

Ernährungsstrategien für ADHSler

Unsere Vorstellungen davon, mit welcher Ernährung wir unsere biologischen Bedürfnisse am besten befriedigen, zu überdenken ist nicht leicht – aber der Mühe wert. Experimentieren wir ein wenig und finden wir heraus, was wir individuell wirklich brauchen, können wir ausgeglichener werden und wichtigen Speicherplatz im Gehirn für Dinge, die wir interessanter finden, frei machen.

Ich empfehle Ihnen, zuerst herauszufinden, was den größten Einfluss auf Ihre Essgewohnheiten hat. Beherzigen Sie dann für den Anfang nur eine der folgenden Strategien. Vielleicht wollen Sie alles sofort ändern, doch sind es in der Regel die kleinsten Veränderungen, die sich summieren und mit der Zeit am effektivsten sind.

Essen Sie, bevor Sie hungrig sind

Der Ratschlag: »Essen Sie, wenn Sie Hunger haben« funktioniert bei vielen ADHSlern nicht. Der bessere Ratschlag hier würde meines Erachtens lauten: »Essen Sie, bevor Sie vor lauter Hunger gereizt sind«. Viele Menschen mit ADHS nehmen Hungersignale nicht gut wahr; warten wir mit dem Essen also, bis uns bewusst wird, dass wir Hunger haben, haben wir viel zu lange gewartet. Hier lohnt es sich, zu festgelegten Zeiten zu essen – Sie müssen ja nicht viel essen. Halten Sie schnelle, leicht zuzubereitende, nährstoffdichte Mahlzeiten bereit, mit denen Sie über den Tag verteilt Ihren Bedarf decken können. Eiweiß spielt eine wichtige Rolle bei der Dopaminproduktion, weshalb es Ihre Konzentration steigern kann, wenn Sie morgens proteinreich essen. Legen Sie sich dafür Vorräte an leicht zugänglichen Nahrungsmitteln wie Nüssen, hartgekochten Eiern oder Fertig-Proteinshakes an. Das Ziel des regelmäßigen Essens, bevor der Hunger kommt, besteht darin, der Ernährung bewusst Priorität einzuräumen.

Sammeln Sie Optionen mit geringem Aufwand

Überlegen Sie sich für die Tage, an denen Ihnen das Kochen besonders schwerfällt, einige rasche und leicht zuzubereitende Mahlzeiten. Besorgen Sie sich beispielsweise nährstoffdichte »Fertigbausteine«, die sich im Handumdrehen zu einer Mahlzeit zusammenstellen lassen, oder legen Sie sich eine Sammlung von Zehn-Minuten-Rezepten an. Listen Sie diese Optionen auf – Sie können auch Fotos davon machen –, damit Sie jederzeit auf sie zugreifen können.

Machen Sie die Arbeit nur einmal

Wenn ich den letzten Teller in die Spülmaschine geräumt habe, finde ich die Vorstellung, dass ich das alles jeden Tag, mehrmals am Tag, für den Rest meines Lebens wieder machen muss, beinahe unerträglich. Wenn die repetitive Natur des Kochens und all der Minientscheidungen, die damit einhergehen, hauptverantwortlich für Ihre Probleme mit dem Essen ist, könnte es Ihnen helfen, sich mit dem Vorkochen von Mahlzeiten zu beschäftigen. Das mag an sich zwar schon überfordernd klingen, doch gibt es durchaus Möglichkeiten, es ADHSler-freundlich zu gestalten.

Ich persönlich verbringe alle paar Wochen jeweils ein paar Stunden damit, mehrere Mahlzeiten zu kochen, die sich gut einfrieren und bei Bedarf im Schongarer oder der Mikrowelle aufwärmen lassen. (Vergessen Sie nur das Stück Karton zwischen den Tiefkühlbeuteln nicht!) Ich wähle fünf bis acht Rezepte aus, verdopple die Mengen, sodass sie zehn bis sechzehn Mahlzeiten ergeben, und bestelle die Zutaten zur Abholung im Supermarkt. Dann koche ich, mache sauber und habe ein Abendessen zur Hand, wann immer mir das Kochen zu viel wird. Wenn Sie das am Anfang überfordert, machen Sie kleinere Schritte. Wenn Sie beispielsweise ein Gericht zubereiten, das sich auch einfrieren lässt, verdoppeln Sie die Zutatenmengen und haben so eine Mahlzeit in petto. Tun Sie das oft genug, summieren sich die Vorräte irgendwann.

Eine weitere ADHS-freundliche Methode besteht darin, eine große Proteinportion auf einmal zuzubereiten und diese als Basis für mehrere Gerichte zu verwenden. Eine große Portion gebratenes Rinderhackfleisch etwa ergibt die Grundlage für Tacos *und* Spaghetti bolognese *und* eine koreanische Beef Bowl. So reduzieren Sie Ihren Kochstress deutlich.

Schaffen Sie sich visuelle Erinnerungen

Eine der besten Maßnahmen, mit denen ich meinen Gemüseverzehr steigern konnte, war, es nicht mehr im Gemüsefach aufzubewahren. »Aus den Augen, aus dem Sinn« kann für ADHSler ein echtes Problem darstellen und zu einem ungewollten wissenschaftlichen Experiment im Kühlschrank führen. Bewahren Sie Lebensmittel mit kurzer Haltbarkeitsdauer so auf, dass Sie

sie im Blick haben, auch wenn das bedeutet, dass Ihr Kühlschrank nicht so organisiert ist, wie es für den Rest der Welt Sinn ergibt.

Toppen Sie das noch mit einer Strategie, sich selbst daran zu erinnern, welche Lebensmittel Sie zu Hause haben. Vielleicht bringen Sie eine Magnettafel an Ihrem Kühlschrank an, auf die Sie die eingekauften Zutaten schreiben. Oder Sie fotografieren, was Sie eingekauft haben, mit dem Handy und sehen sich das Bild an, wenn Sie nicht mehr genau wissen, was sich alles in Ihren Schränken befindet.

Machen Sie ein Spiel daraus

Wenn Ihr größtes Hindernis beim Kochen darin besteht, dass Sie sich nicht entscheiden können, *was* Sie kochen sollen, können Sie sich eine Sammlung Ihrer Lieblingsrezepte auf Karteikarten anlegen. Halten Sie das gesamte Rezept auf der Karteikarte fest, also auch Zutaten und Zubereitung, nicht nur den Namen des Gerichts. Vor dem Einkaufen mischen Sie die Karten und ziehen eine (oder mehrere, wenn Sie vorkochen wollen). So haben Sie nicht nur eine Idee fürs Kochen, sondern gleich auch noch eine Einkaufsliste parat. Rezepte-Apps fürs Smartphone erfüllen den selben Zweck.

Nutzen Sie Abkürzungen

Sollten Sie über die finanziellen Mittel verfügen, vorbereitete Zutaten oder gar Mahlzeiten einkaufen zu können, dann zögern Sie nicht, dies auch zu tun. Ich bin zu viele Jahre lang im Supermarkt am bereits geschälten Spargel vorbeigegangen, weil »ich doch in der Lage sein sollte, Spargel zu schälen«. Aber jetzt verrate ich Ihnen mal etwas: Ich *hasse* es, Spargel zu schälen. Es dauert mir einfach zu lange. Und so kam es immer wieder vor, dass mir der ungeschälte Spargel verdarb. Eine Schande. Und natürlich eine Milchmädchenrechnung: Ungeschälter Spargel, den man kauft, aber nicht isst, ist letzten Endes viel teurer als geschälter und verwendeter Spargel. Ich erlebe immer wieder, dass sich meine Klientinnen und Klienten für Abkürzungen beim Thema Ernährung schämen. Und sie schämen sich noch viel mehr, wenn sie deshalb Dinge kaufen, die sie dann wegwerfen. Sollte es also eine schnellere Zubereitungsmöglichkeit mit bereits vorbereiteten Zutaten geben, hoffe ich, dass Sie das »Eigentlich sollte ich« ignorieren können und die Möglichkeit nutzen. Wenn geschälten Spargel zu kaufen bedeutet, dass Sie mehr Gemüse essen, dann los!

Übung: Kochen und einfrieren leicht gemacht

ADHS-FREUNDLICHES VORKOCHEN

Schritt 1 – 3 bis 6 leichte Schongarer-Rezepte auswählen (z. B. Suppen, Schmorgerichte).

Schritt 2 – Die Zutaten dafür aufschreiben.

Schritt 3 – Die Zutaten einkaufen (ich mache das gern online).

Schritt 4 – Kochen und dabei Lieblingsplaylist oder -podcast hören; die Gerichte in Tiefkühlbeutel geben.

Schritt 5 – Die Gerichte einfrieren; dabei jeweils ein Stück Karton zwischen die Beutel legen!

Schritt 6 – Sauber machen oder diese Aufgabe delegieren.

Kapitel 14

SCHWIERIGKEITEN IM UMGANG MIT GELD

Ich war schockiert und hatte Angst, als ich auf die Auskunft über meine Kreditwürdigkeit starrte, die ich einige Tage zuvor angefordert hatte. Die Zahl 510 starrte zurück, gefolgt von der Klassifikation »Annähernd keine«. Ich war mir sicher, die Zahl würde meine Beziehung zerstören.

Ich war seit mehreren Monaten verlobt und zuversichtlich, dass mein Verlobter ausgezeichnet zu mir passte. Er war verantwortungsbewusst, bodenständig, klug und witzig. Auch ich hielt mich für klug und witzig, brachte aber noch Spontaneität und Kreativität in die Beziehung ein. Unsere Persönlichkeiten waren ähnlich genug für viele Gemeinsamkeiten und unterschiedlich genug für gegenseitige Ergänzung. Es war beinahe zu schön, um wahr zu sein, doch hatte ich ein Geheimnis – ein Geheimnis, das ich dank der Kreditauskunft bald würde lüften müssen.

Ich hatte ihn nicht unbedingt angelogen, was meine Schwierigkeiten im Umgang mit Geld betraf. Ich hatte ihn nur irgendwie annehmen lassen, dass ich zurechtkäme, während ich hinter den Kulissen hektisch bemüht war, Ordnung in meine Finanzen zu bringen. Zu Beginn unserer Beziehung hatte ich ihn gelöchert, warum es mit seiner vorherigen Verlobten nicht geklappt hatte. Er hatte mir von vielen unvereinbaren Differenzen erzählt, eine aber stach hervor wie eine Leuchtreklame in einem Wohnviertel. Sie hatte Schulden gehabt – für meinen Verlobten ein No-Go. Er hatte mir erzählt, wie sehr er finanzielle Sicherheit und Verantwortlichkeit schätzte. Und ich hatte den Mund gehalten. Im Laufe des darauffolgenden Jahres tat ich mein Möglichstes, um meine Ausgaben zu reduzieren und meine Kreditkartenschulden sowie mein Studiendarlehen abzubezahlen. Ich nahm an, ich hätte noch genug Zeit, um mich zu ändern und ihm zu zeigen, dass ich nicht leichtfertig mit Geld umging, aber diese Zeit wurde allmählich knapp.

Mir war klar gewesen, dass es mit meiner Kreditwürdigkeit nicht gerade zum Besten stand, eine 510 aber hatte ich nicht erwartet. Mir schossen die Tränen in die Augen, Panik setzte ein. Ich war erst 24, meine Kreditgeschichte konnte so lang also noch nicht sein. Ich zahlte meine Miete immer pünktlich und hatte mein Konto doch sicherlich nicht mehr als ein- oder zweimal überzogen. Das konnte sich doch unmöglich in diesem Maße auf meine Kreditwürdigkeit auswirken! Aber als ich die Auskunft Punkt für Punkt durchging, wurde ich mit jedem einzelnen Fehler, den ich im Bereich Finanzen in der Vergangenheit gemacht hatte, auf das Brutalste konfrontiert.

Gut, ich *hatte* mein Konto mehr als ein- oder zweimal überzogen. Aber das war noch nicht alles. Vor etwa einem Jahr war ich umgezogen und hatte im Eifer des Gefechts einige Monate lang vergessen, mir meine Post nachsenden zu lassen. So hatten sich verschiedene Rechnungen angesammelt, die ich absolut nicht mehr auf dem Schirm hatte. Ganz unten auf der Auskunft jedoch fand ich einen Eintrag, der mir am meisten zusetzte: Ich war an ein Inkassounternehmen gemeldet worden. Der betreffende Betrag, den ich nicht bezahlt hatte, belief sich auf 27 Dollar – Verzugsgebühren für ein Buch aus der Stadtbibliothek.

Wir brauchten eine solche Kreditauskunft, weil wir eine Hypothek auf ein Haus aufnehmen wollten, das kurz vor unserer Hochzeit fertiggestellt werden würde. Als mir klar wurde, dass eine nicht bezahlte Verzugsgebühr für ein nicht zurückgegebenes Buch in Höhe von 27 Dollar wahrscheinlich dafür sorgen würde, dass wir das Haus nicht bekamen und sich mein Verlobter von mir trennte, war ich am Boden zerstört. Und als mein Verlobter mich fragte, ob meine Kreditauskunft schon da sei, brachte ich nur den Mut auf zu antworten: »Noch nicht.«

Ein paar Tage später musste ich ihm die Auskunft schließlich zeigen – und bekam eine Reaktion, mit der ich nicht gerechnet hatte. Ja, er machte sich Sorgen darüber, ob wir damit noch eine Chance auf die Hypothek hatten; wirklich traurig aber war er, weil ich nicht das Gefühl gehabt hatte, ehrlich mit ihm sein zu können. So setzten wir uns endlich zusammen und sprachen über unsere gemeinsame finanzielle Zukunft. Mein Verlobter versicherte mir, dass meine finanziellen Fehler meinen Wert in seinen Augen nicht minderten. Ich gelobte, fortan verantwortungsvoller mit Geld umzugehen, was auch eine Zeit lang funktionierte.

Zunächst schoss ich über das Ziel hinaus und war übersparsam. Ich jagte Rabattcoupons nach, als hinge mein Leben davon ab, und wollte zwanghaft immer den besten Deal aushandeln. Doch wie die meisten meiner Leidenschaften nutzte auch diese sich mit der Zeit ab, und irgendwann wurde ich es leid, jemand werden zu wollen, der ich nicht war.

In den 18 Jahren unserer Ehe waren finanzielle Differenzen meist der Grund für die Konflikte, die wir hatten, und erst nach meiner ADHS-Diagnose begriff ich, warum das so war. Im Lichte dieser Diagnose konnte ich meine finanzielle Vergangenheit unter die Lupe nehmen, ohne dass meine Sicht von Schuldgefühlen getrübt wurde. Endlich verstand ich, und endlich hatte ich Hoffnung, einen Weg finden zu können, der für mich funktionierte.

Wenn auch Sie Schwierigkeiten im Umgang mit Geld haben, sollten Sie wissen, dass Sie nicht allein sind. Sie sollten auch wissen, dass Ihre finanzielle Vergangenheit weder etwas über Ihren Charakter aussagt noch Ihre Zukunft bestimmt. Haben Sie Mitgefühl mit Ihrem früheren Ich, erst dann können Sie anhaltende Veränderungen herbeiführen. Hinterfragen Sie die Überzeugung: »Jedes Mal, wenn ich versuche, meine finanzielle Situation zu verbessern, scheitere ich.« Probieren Sie es stattdessen mit: »Jedes Mal, wenn ich das früher versucht habe, tat ich das ohne das Wissen, das mir jetzt zur Verfügung steht.« Oder: »Mit einem besseren Verständnis von ADHS kann ich die für mein Gehirn passenden Strategien nutzen.« Unsere finanzielle Vergangenheit können wir nicht ändern, unsere Zukunft schon.

Der ADHS-freundliche Umgang mit Geld

Impulsivität und die Probleme, über die wir in anderen Kapiteln gesprochen haben, etwa Überforderung, das Unvermögen, Langeweile auszuhalten, und die Einstellung »Alles oder nichts«, können bei ADHSlern erheblich zu ihren Schwierigkeiten im Umgang mit Geld beitragen. Hier hilft es, sich zu entspannen und unterschiedliche Vorgehensweisen auszuprobieren.

Überprüfen Sie Ihre Finanzen regelmäßig

Zu den gefährlichsten Selbsttäuschungen rund um unsere Finanzen gehören die Sätze: »Ich sehe mir das später genauer an« und »Ich habe einen recht guten Überblick über mein Konto«. Doch leider sind ADHSler häufig mit einem schlechten Arbeitsgedächtnis geschlagen (siehe Kapitel 4), was bedeutet, dass wir es uns später eben nicht genauer ansehen und die eine oder andere Anschaffung nicht von unserem Rechner im Kopf registriert wird. Einmal in der Woche routinemäßig unsere Finanzen zu prüfen, ermöglicht uns, den Überblick über Rechnungen und andere Ausgaben zu behalten.

Fällt dieser Ratschlag für Sie in die Kategorie: »Leichter gesagt als getan«, könnten Sie probieren, die Überprüfung mit einer anderen wöchentlichen Aufgabe zu koppeln, sodass Sie automatisch daran erinnert werden. Hilfreich dabei ist die Technik des Timeboxing, vor allem dann, wenn diese Überprüfung zu den eher unliebsamen Aufgaben gehört (was bei den meisten Menschen der Fall sein dürfte). Reservieren Sie in Ihrem Kalender einen passenden Zeitraum für diese Tätigkeit, dafür könnten fünf Minuten bereits ausreichen. Sind die vorbei, haben Sie es geschafft und können sich anderen Dingen zuwenden. Auf diese Weise fühlen Sie sich nicht von vornherein überfordert und machen mit der Zeit eine Angewohnheit daraus. Durch das Timeboxing teilen Sie die Aufgabe in Schritte auf, die Sie bewältigen können, was Ihrem Gehirn wiederum dabei hilft, Hindernisse in Ihrem Kopf zu beseitigen und in Schwung zu kommen.

Beginnen Sie mit einer einzigen Mikroveränderung

ADHSler wollen meist aufs Ganze gehen, wenn sie etwas Neues ausprobieren. Ich garantiere Ihnen jedoch, dass Ihr Gehirn bei 20 neuen, strikten Regeln rund ums Geldausgeben rebellieren und in dem Moment, in dem Sie zu müde sind, um sich darum zu scheren, eine Online-Kauforgie veranstalten wird. Setzen Sie sich deshalb immer nur ein kleines Ziel auf einmal; überprüfen Sie dies wöchentlich und bewerten Sie dabei nicht nur Ihren Erfolg, sondern auch die Anstrengung, die es Sie gekostet hat, die Veränderung beizubehalten. Fühlt sich dies gar nicht mehr so anstrengend, sondern eher »normal« an, sind Sie bereit für das nächste kleine Ziel. All diese Mikroveränderungen werden sich mit der Zeit zu einem geänderten Bewusstsein hinsichtlich Ihres Umgangs mit Geld summieren.

Erschweren Sie es sich, impulsiv zu sein

Wir haben in einem früheren Kapitel schon darüber gesprochen, mit welchen Strategien es Ihnen gelingen kann, weniger spontan zu shoppen. Lassen Sie mich Sie an dieser Stelle noch einmal daran erinnern, auf der Website Ihrer Lieblings-Online-Stores die Hinterlegung Ihrer Kreditkartendaten zu löschen. Bei der Gelegenheit können Sie auch gleich deren Werbe-Newsletter abbestellen. Vielleicht müssen Sie sich vorübergehend auch von Zahlungssystemen wie PayPal und dergleichen mehr abmelden, bis Sie sich im Umgang mit Geld sicherer fühlen.

Kommt Langeweile auf, machen Sie ein Spiel daraus

Natürlich meine ich damit nicht, dass Sie mit Ihren Finanzen wie mit einem Spielautomaten umgehen sollten. Meine Gedanken gehen eher in die Richtung einer »Sparchallenge«. Ob Sie die nun online finden oder zu Hause selbst veranstalten – ein solcher spielerischer Umgang mit Geld kann Ihnen dabei helfen dranzubleiben. Es gibt auch entsprechende Apps. Nutzen Sie Ihre Kreativität, um einen Zugang zum Umgang mit Geld zu finden, der Ihnen Spaß macht und Sie fesselt.

Machen Sie sich eventuelle Schamgefühle und deren Auswirkungen bewusst

Manchmal braucht es mehr als Hacks, Tricks und Angewohnheiten, wenn wir die Kontrolle über unsere Finanzen (wieder-) erlangen wollen. Wir müssen uns beispielsweise auch mit der Macht auseinandersetzen, die das Gefühl von Scham auf unsere Beziehung zum Geld ausüben kann. Vielleicht haben wir Schwierigkeiten, unseren Kunden Rechnungen zu stellen, weil wir in dem Glauben erzogen wurden, es »gehöre sich« nicht, über Geld zu sprechen oder es gar von anderen zu fordern. Vielleicht beschäftigen wir uns nicht mit unserer finanziellen Situation, weil wir Angst vor Schuldgefühlen bezüglich unbezahlter Rechnungen haben. Wir scheuen uns vielleicht sogar davor, professionelle Hilfe in Anspruch zu nehmen, weil wir uns für unsere Schulden schämen. Wenn Sie sich aufgrund von Scham- oder Schuldgefühlen nicht mit finanziellen Dingen auseinandersetzen, kann ein Psychotherapeut Ihren Blick auf Geld neu ausrichten und Ihnen dabei helfen, finanzielle Traumata zu überwinden.

Suchen Sie sich einen Finanzberater, der sich mit Neurodivergenz auskennt

Zum Glück kommen viele ADHSler irgendwann zu dem Schluss, dass sie beim Umgang mit Geld Hilfe von außen brauchen. Leider haben aber auch viele von uns negative Erfahrungen mit entsprechenden Finanzexperten gemacht, weil die nicht verstehen, welche Auswirkungen ADHS auf unser finanzielles Verhalten hat. Oft fühlen wir uns bloßgestellt und zögern dann natürlich, uns erneut Hilfe zu suchen. Die gute Nachricht ist, dass immer mehr Finanzberater die Bedeutung von Neurodivergenz erkennen und sich darin schulen, deren Auswirkungen auf ihre Klienten zu verstehen. Es gibt mittlerweile sogar Dienstleister, die sich speziell an ADHSler wenden. Sollten Sie Mühe haben, einen solchen Dienstleister zu finden, könnten Sie sich zunächst auch mit einem infrage kommenden Finanzexperten unterhalten, um herauszufinden, ob dieser über das nötige Verständnis hinsichtlich Ihrer Situation verfügt.

Übung: So finden Sie einen geeigneten Finanzberater

Im Folgenden finden Sie einige Fragen, die Ihnen dabei helfen herauszufinden, ob ein Finanzexperte für Sie geeignet ist oder nicht. Achten Sie auf eventuelle Anzeichen von Stigmatisierung und Bewertung und vertrauen Sie auf Ihre Intuition. Sollten Sie keinen Experten finden, der sich mit ADHS auskennt, könnten Sie es auch mit Podcasts oder kostenfreien Social-Media-Contents probieren.

- Haben Sie Mandanten mit ADHS?
- Wie gehen Sie an die Arbeit mit diesen Mandanten heran?
- Welchen finanziellen Problemen sind Sie bei Ihrer Arbeit mit ADHS-Mandanten begegnet?
- Geben Sie personalisierte, also auf die speziellen Bedürfnisse des Mandanten abgestimmte Ratschläge?
- Von welchen Erfolgen bezüglich Ihrer Arbeit mit ADHS-Mandanten können Sie berichten?

Kapitel 15

ZURÜCKWEISUNGS-EMPFINDLICHKEIT

Jamie hasst mich, dachte ich. Diese Überzeugung hinsichtlich meiner Bereichskoordinatorin bei der Arbeit beherrschte meine Gedanken, seit meine Chefin mich angerufen hatte, um kurz darüber zu plaudern, wie meine erste Dienstreise lief. Aufgeregt teilte ich ihr mit, wie toll ich alles fand, bis sie mir diese Frage stellte: »Meredith, bist du schüchtern?«

Die Frage ließ mich aufhorchen. »Schüchtern« ist ein Wort, mit dem ich mich selbst nie beschreiben würde, zudem war ich mir sicher, dass auch meine Chefin mich nicht so sah.

»Nicht wirklich. Warum?«, fragte ich zurück. Sie hatte mit Jamie gesprochen, erklärte sie mir, und die hatte gesagt, ich sei »klug, aber schüchtern«.

Bis zu diesem Augenblick in meinem Leben hatte ich nicht viel über das Wort »schüchtern« nachgedacht, aber für den Rest der Reise ging es mir nicht mehr aus dem Kopf. Ich stellte mir höchst dramatisch vor, wie das Gespräch zwischen Jamie und meiner Chefin abgelaufen sein mochte. Meine Gedanken waren alle negativ, am meisten jedoch hielt ich an diesem fest: »Meredith bringt sich nicht genügend ein. Ist sie schüchtern?« Das Wort verfolgte mich auf dem ganzen Weg zurück nach Kalifornien und trieb anschließend auf jeder Networking-Veranstaltung, auf jedem unternehmensweiten Meeting und bei jeder Happy Hour mit den Kolleginnen und Kollegen sein Unwesen. Ich tat, was ich nur konnte, um zu beweisen, dass ich nicht schüchtern war, bis ich ganz erschöpft vor lauter Überkompensation und Grübeln aufgab. Ich war erleichtert, als ich den Job schließlich kündigen und woanders neu anfangen konnte. Das nächste Mal, so hoffte ich, würde ich einen perfekten Eindruck machen und jeglichen Anschein von Unzulänglichkeit vermeiden.

Etwa 15 Jahre später, nur wenige Monate nach meiner ADHS-Diagnose, hörte ich in einem Podcast erstmals einen Experten über Zurückweisungsempfindlichkeit reden. Ich war überwältigt. Endlich hatte ich ein Wort, mit dem ich meine heftige Reaktion auf negatives Feedback und Zurückweisung beschreiben konnte.

Was ist RSD und wie betrifft sie ADHSler?

Haben Sie auch schon einmal eine Veränderung in der Energie oder Haltung Ihres Gegenübers wahrgenommen und gedacht, Sie hätten es verärgert? Oder sind nicht zum Bewerbungsgespräch für eine Stelle gegangen, die Sie wirklich wollten, weil Sie Angst davor hatten, wie Sie sich fühlen würden, wenn Sie die Stelle nicht bekämen? Oder grübelten noch Wochen oder sogar Monate später über eine Bemerkung nach, die jemand ganz nebenbei in einer Unterhaltung Ihnen gegenüber gemacht hatte? Vielleicht haben Sie auch schon einen Freund verloren, weil Sie ihm eine erboste Nachricht schickten, nachdem er auf eine Nachricht von Ihnen nicht antwortete – die er, wie sich später herausstellte, gar nicht gesehen hatte.

Falls ja, sind Sie möglicherweise mit dem Phänomen der Rejection Sensitive Dysphoria (RSD) oder Zurückweisungsempfindlichkeit vertraut. Laut dem ADHS-Experten Dr. William Dodson ist RSD eine im Verhältnis zum Vorfall überdimensional heftige Reaktion auf eine wahrgenommene reale oder vorgestellte Zurückweisung.[1] Dabei handelt es sich nicht um eine eigenständige Diagnose; der Begriff wird lediglich von Psychiatern benutzt, um eine unverhältnismäßige Reaktion auf als negativ empfundene Ereignisse zu beschreiben. RSD kann sich als körperliche Empfindungen manifestieren, die Angst widerspiegeln, und sie kann sich in den Gedanken niederschlagen, die wir während und nach einer Interaktion haben. Nun gibt es wahrscheinlich niemanden, der Zurückweisung und negatives Feedback mag, doch zeichnet sich RSD durch eine extreme Reaktion darauf aus. Für die meisten Menschen, die an RSD leiden, fühlt sich Zurückweisung absolut furchtbar an, auch noch lange nach der auslösenden Situation.

Zwar ist RSD nicht auf Menschen mit ADHS beschränkt, doch scheint sie aus einer Vielzahl an Gründen unter ADHSlern weiter verbreitet zu sein. Eine Schlüsselrolle spielen sicherlich die Schwierigkeiten, die wir mit der emotionalen Regulation haben. Wir fühlen Emotionen rasch und stark, und sind wir nicht in der Lage, sie zu kontrollieren, können sie sich zu einem wahren Tornado negativer Gedanken auswachsen. Unmittelbar nach der Flut an Emotionen wartet unsere Neigung zum endlosen Grübeln schon auf ihre Chance, uns die negativen Gedanken und

Gefühle lebhaft im Gedächtnis zu halten. Und nicht zuletzt kann das Problem der kognitiven Inflexibilität unser Denken trüben und jede andere Möglichkeit, die Interaktion zu deuten oder zu bewerten, blockieren.

Die unmittelbaren Auswirkungen der RSD können unser Wohlbefinden nachhaltig beeinträchtigen. Noch schlimmer aber sind die Folgen für unser Selbstverständnis, unser Sozialverhalten und unser Berufsleben. »RSD ist das Allerschlimmste für mich«, erzählte mir ein Mitglied meiner Community. »Ich nehme immer nur das Schlechteste an, sabotiere Beziehungen aus Angst vor Zurückweisung und bin oft einsam. RSD ist auch der Grund, warum ich endlos grüble. Vielleicht bin ich kein guter Freund, vielleicht bin ich nicht schlau/witzig/attraktiv/selbstbewusst genug, vielleicht ist jemand anders viel interessanter, vielleicht habe ich zu viel geredet. RSD bedeutet endlosen Schmerz und Stress für mich.«

Vielleicht sind wir auch bereits versiert darin, dem Schmerz der RSD aus dem Weg zu gehen, ohne dass uns das überhaupt bewusst ist. Wir lehnen Einladungen ab, weil wir Angst davor haben, was andere über uns denken könnten. Wir bitten unsere Kunden nicht um geschäftliche Bewertungen, weil wir negative Kommentare fürchten. Wir bemühen uns nicht um eine Beförderung, weil es sich sicherer anfühlt zu bleiben, wo wir sind, statt uns potenzieller Zurückweisung auszusetzen.

Seit Jamies vager Bemerkung bezüglich meiner »Schüchternheit« sind viele Jahre vergangen, doch ich musste noch lange daran denken. Und jedes Mal, wenn ich daran dachte, schämte ich mich mehr dafür, dass ich so viel geistige Energie auf eine einzige, unbestimmte Äußerung verschwendete. Mit der Zeit hat sich das Unbehagen etwas gelegt, und irgendwann konnte ich die Situation klarer sehen. In diesem Augenblick und in vielen weiteren Augenblicken seitdem war meine Reaktion gemessen an den Umständen viel zu heftig gewesen. Ich deutete die Reaktion als Zeichen meiner emotionalen Schwäche und Unsicherheit und versuchte, mich mental taffer zu machen, was mir jedoch nicht gelang. Erst als ich von ADHS und RSD erfuhr, konnte ich die schmerzlichen Erfahrungen besser verstehen und daran arbeiten, wie ich sie sah. Ich musste nicht mental taffer werden – ich musste meine Selbstwahrnehmung schärfen und mich mehr um mein Nervensystem kümmern. Ich bin noch immer zurückweisungsempfindlich; doch da ich die Zusammenhänge jetzt besser verstehe, erkenne ich, wann sich diese Empfindlichkeit anbahnt und droht, Dinge, die mir wichtig sind, zu sabotieren.

Mit RSD umgehen

RSD gehört zu den schmerzlichsten Erfahrungen, mit denen sich ADHSler konfrontiert sehen. Die einzige wirklich sichere Möglichkeit, Zurückweisungsempfindlichkeit zu vermeiden, besteht darin, Situationen, in denen wir zurückgewiesen werden könnten, aus dem Weg zu gehen. Wenn wir diesen Pfad wählen, opfern wir dafür aber auch wichtige Ziele und Beziehungen. Statt der RSD also auszuweichen, sollten Sie sich darauf konzentrieren, sie zu erkennen und sich in der betreffenden Situation selbst emotional zu unterstützen. Und dafür möchte ich Ihnen im Folgenden einige Strategien an die Hand geben.

Erkennen und benennen Sie RSD

Das Erste, das Sie tun müssen, bevor Sie versuchen, die Auswirkungen der Zurückweisungsempfindlichkeit abzumildern, ist zu lernen, RSD zu erkennen und zu benennen. Vielen Menschen mit ADHS wird ihr ganzes Leben lang eingeredet, sie seien »zu empfindlich«, würden »dramatisieren« oder hätten »zu viel Temperament«. Auch ich bin der Ansicht, wir sollten an unseren Verhaltensweisen arbeiten; Fortschritte dabei können wir jedoch nur machen, wenn wir uns der tatsächlichen Ursache unserer Reaktionen bewusst sind. Haben wir Wörter, mit denen wir unsere Überempfindlichkeit bezüglich einer möglichen Zurückweisung beschreiben können, können wir mit anderen darüber kommunizieren und unsere Reaktionen und Gedanken in gesündere Fahrwasser lenken. Ich kann gar nicht genug betonen, wie wichtig es ist, diese Überempfindlichkeit zu erkennen. Ich habe mit unzähligen Klienten gearbeitet, die enorm erleichtert waren, endlich einen Namen für ihr Verhalten zu haben – allein dadurch konnten sie die negativen Auswirkungen bereits erheblich reduzieren.

Nehmen Sie sich Zeit und Raum, um Ihr Nervensystem zu beruhigen

Meist schlägt RSD so heftig zu, dass wir mitten in die emotionale Dysregulation katapultiert werden. Wenn Sie derart intensiven Emotionen ausgesetzt sind, konzentrieren Sie sich am besten darauf, Ihr Nervensystem zu beruhigen – bevor Sie reagieren. Eignen Sie sich entsprechende Techniken an und üben Sie sich frühzeitig und häufig darin. Je mehr Übung Sie in der Regulierung Ihres Nervensystems haben, desto leichter fällt es Ihnen, auf diese Werkzeuge zurückzugreifen, wenn Sie mit RSD konfrontiert sind. Haben Sie gelernt, Situationen zu erkennen, in denen es möglicherweise zu RSD kommen kann, können Sie sich darauf vorbereiten, indem Sie versuchen, sich ihnen von einem ruhigeren Standpunkt aus zu nähern.

Machen Sie sich Ihre Trigger bewusst

Wir können und sollten es nicht zu unserem obersten Ziel machen, RSD zu vermeiden, denn dadurch versperren wir uns auch den Weg zu den Dingen, die wir uns am meisten wünschen. Verstehen wir jedoch, durch welche Trigger RSD bei uns ausgelöst wird, sind wir besser darauf vorbereitet, mit unseren emotionalen Reaktionen umzugehen und im Sinne unserer Ziele zu reagieren. Wenn Ihre jährliche Leistungsbeurteilung meist heftige Emotionen in Ihnen auslöst, sollten Sie etwas Zeit einplanen, um diese Emotionen zu verarbeiten. Listen Sie die Werkzeuge auf, die Ihnen zur Regulation Ihrer Emotionen zur Verfügung stehen, damit Sie sie im Fall der Fälle gleich parat haben. Wissen Sie, dass Sie in bestimmten Situationen unnötigerweise RSD-Triggern ausgesetzt sind, können Sie auch hier versuchen vorzubeugen. Wenn Ihre Mutter beispielsweise immer wieder Bemerkungen bezüglich Ihrer Figur oder Ihrer Essgewohnheiten macht, die RSD bei Ihnen triggern, bitten Sie sie, diese Bemerkungen zu unterlassen. Setzen Sie Grenzen – so deutlich und häufig, wie es nötig ist.

Verschaffen Sie sich Klarheit, bevor Sie grübeln

Der logisch arbeitende Teil Ihres Gehirns mag Ihnen noch so oft sagen: »Es gibt keinerlei Beweise dafür, dass sie es so gemeint haben«; dadurch fällt es Ihnen aber trotzdem nicht leichter, sich selbst davon zu überzeugen, dass die Zurückweisung nicht real ist. In diesen Situationen hilft es, sich Klarheit zu verschaffen – insbesondere natürlich dann, wenn Unklarheit herrscht. Dazu ein Beispiel. Ihre Freundin guckt »komisch«, während Sie ihr etwas erzählen. Halten Sie dann einen Augenblick inne und klären Sie die Situation. Vielleicht war Ihre Freundin gedanklich gerade mit etwas völlig anderem beschäftigt oder kurz abgelenkt. Vielleicht fand sie wirklich etwas an dem, was Sie erzählt haben, komisch, aber dann können Sie zumindest mit ihr darüber sprechen. Wenn Sie sie fragen, was los ist, vermeiden Sie am besten das unkonkrete: »Bist du sauer auf mich?« und sagen ihr direkt, was Sie gestört hat. So bekommen Sie klare Antworten und Ihr Gehirn fängt gar nicht erst mit der negativen Grübeleien an.

Bitten Sie in der Form um Feedback, die Ihnen am angenehmsten ist

Wissen Sie bereits, dass Sie mit einhundertprozentiger Sicherheit in Tränen ausbrechen werden, wenn Ihnen Ihr Chef verbal Rückmeldung gibt? Dann versuchen Sie, ihm mitzuteilen, dass Sie Feedback in schriftlicher Form bevorzugen. Sie müssen ihm gar nicht sagen, warum (es sei denn, Sie wollen ihm das sagen), wenn er nicht wissen soll, dass Sie ADHS haben. Manchmal macht die Art, wie wir Feedback bekommen, einen enormen Unterschied dabei, wie wir darauf reagieren. Überlegen Sie, welche Form Ihnen am liebsten ist, und teilen Sie dies Ihren Kollegen, Ihren Freunden und Ihrem Partner mit.

Suchen Sie sich Hilfe, wenn RSD Sie sabotiert

Denken Sie nun, da Sie RSD besser verstehen, einen Augenblick darüber nach, ob und wie Ihre Zurückweisungsempfindlichkeit Sie in Ihren Entscheidungen beeinflusst. Nehmen Sie Gelegenheiten aus Angst vor negativem Feedback nicht wahr? Bewerben Sie Ihr Unternehmen nicht, aus Angst vor Zurückweisung? Haben Sie sich sozial zurückgezogen? Wirkt sich RSD sehr negativ bei Ihnen aus, sollten Sie sich Hilfe bei einem Therapeuten, einem Coach oder in Ihrer Community suchen. So können Sie lernen, Ihre Reaktionen besser zu verarbeiten und verhindern, dass RSD Ihren Erfolg sabotiert.

Übung: Geführte Reflexion bei RSD

Beantworten Sie die Fragen unten. Sie helfen Ihnen beim Umgang mit RSD und bereiten Sie besser auf entsprechende Situationen vor.

GEFÜHRTE REFLEXION BEI RSD

Welche körperlichen Empfindungen habe ich bei einer RSD-Reaktion?

Wie kann ich mein Nervensystem beruhigen?

Wie kann ich meine Emotionen externalisieren?

Kann ich die Situation anders sehen oder klären, ob meine Sicht der Dinge stimmt?

Muss ich weitere Maßnahmen ergreifen?

Wie kann ich mich auf solche Situationen vorbereiten?

Kapitel 16

PEOPLE-PLEASING

Ich saß an meinem Schreibtisch und googelte hektisch: Wie macht man das Senden einer Mail rückgängig? Da ich nichts Hilfreiches dazu fand, schrieb ich meinem Mann eine Nachricht und bat ihn, mich anzurufen. Er antwortete, er sei in einem Meeting und würde sich in etwa einer Stunde melden.

Während ich wartete, schwand meine Hoffnung darauf, die Mail ungeschehen zu machen. Ich seufzte und versuchte, mich damit abzufinden, dass ich mich nur wenige Augenblicke zuvor impulsiv für etwas gemeldet hatte: Ich hatte in der Mail zugestimmt, die Elternsprecherin im Kindergarten meiner Tochter zu sein. Dabei wollte ich das gar nicht. Die erste Mail, in der nach Freiwilligen gesucht wurde, hatte ich geflissentlich ignoriert, ebenso wie die Freiwilligenliste am Elternabend. Warum also hatte ich auf die zweite Bettelmail geantwortet und Zeit, die ich nicht besaß, für eine Rolle, die ich nicht übernehmen wollte, angeboten? Ich grübelte immer noch darüber nach, während ich meinen sechs Monate alten Sohn fütterte. Überforderung brach über mich herein, als ich an all die Dinge dachte, die ich bereits am Hals hatte. Schließlich rief mein Mann an. Ich erklärte ihm die Situation und fragte ihn, ob er wüsste, wie man das Senden einer Mail rückgängig macht. Nein, wusste er nicht, aber er hatte eine andere Idee.

»Warum schickst du nicht gleich eine Mail hinterher und schreibst, dass du es doch nicht machen willst, weil du ohnehin schon so viel zu tun hast? Du hast drei Kinder, eins davon ist noch ein Säugling. Ich bin mir sicher, die im Kindergarten verstehen das.«

So logisch das auch klingen mag: Mein Mann hätte mich ebenso gut fragen können, warum ich mich nicht gleich auf den Weg machte, um den Ärmelkanal zu durchschwimmen. Mir jedenfalls erschien es ebenso unmöglich, mein Angebot zurückzunehmen, wie 16 Stunden am Stück zu schwimmen, wo ich es doch seit Jahren nicht einmal mehr mit einer Bahn versucht hatte. Denn ich hatte bereits beschlossen, dass die Erzieherin mich verurteilte. Ich hatte die Sachen vergessen, die ich zum Elternabend hatte mitbringen sollen. Sie hatte mich gefragt, wie oft ich meiner Tochter etwas vorlese, nachdem diese beim Lesetest durchgefallen war. Nein, ich konnte mich nicht mehr »drücken«. Die Vorstellung, der Erzieherin auch nur einen Grund mehr zu geben zu glauben, ich sei keine gute Mutter, war viel schlimmer als die Vorstellung, ein ganzes Jahr lang Elternsprecherin zu sein. Und so ergab ich mich in mein Schicksal – und bereute meine Entscheidung ein Jahr lang an jedem einzelnen Tag.

Das konnte Steph, ein Mitglied meiner Community, nur allzu gut verstehen. »Es ist allgegenwärtig«, so Steph. »Ich habe so große Angst vor meiner Rejection Sensitive Dysphoria (RSD, siehe Kapitel 15), dass ich im Zuge des People-Pleasing beinahe alles tun würde, nur um nicht jemanden möglicherweise gegen mich aufzubringen.«

Warum sagen ADHSler Ja, wenn sie Nein meinen?

Denken Sie an Ihre Kindheit zurück. Wie oft wurden Sie dafür gerügt, gesprochen zu haben, auch wenn niemand Sie gefragt hatte, auf Ihrem Stuhl herumgezappelt oder Ihr Zimmer nicht aufgeräumt zu haben? Die meisten ADHSler werden sagen, oft, vielleicht sogar mehrmals am Tag. Denken Sie nun daran, wie oft Sie als Kind gelobt wurden. War dieses Lob an etwas geknüpft? Daran, höflich, hilfsbereit oder folgsam zu sein? Ich glaube, ich kenne die Antwort auf diese Fragen. Natürlich ist das People-Pleasing – die Neigung, es allen recht machen zu wollen, um jeden Preis gefallen zu wollen, die Harmoniesucht – nicht auf Menschen mit ADHS beschränkt, doch sind wir dafür viel anfälliger, nicht zuletzt aufgrund der vielen negativen Rückmeldungen, die wir tagtäglich für unser Verhalten bekommen. Für uns ist das People-Pleasing häufig ein Verteidigungsmechanismus, in den wir verfallen, um die Wucht des negativen Feedbacks abzumildern. Wir müssen uns schon damit abfinden, Erwartungen oft nicht gerecht zu werden, da können wir es uns beim besten Willen nicht vorstellen, andere durch das »kleine« Wörtchen Nein noch mehr zu enttäuschen.

Unsere Neigung zum People-Pleasing mag als Bewältigungsmechanismus anfangen, doch da enden die Schwierigkeiten, die wir mit dem Neinsagen haben, nicht. Aufgrund ihrer Impulsivität sagen ADHSler häufig sofort Ja, ohne vorher auch nur eine Sekunde darüber nachzudenken. Dieses »impulsive Ja« ist vor allem deshalb so problematisch, weil unser Gehirn uns dafür augenblicklich mit der Ausschüttung von Dopamin belohnt, in

Erwartung des Lobes, das wir für unser »Hilfreichsein« bekommen. Es ist also auch unser niedrigerer Dopaminspiegel dafür verantwortlich, dass wir uns so schwer damit tun, Nein zu sagen.

Wir werden praktisch schon als Kinder dazu erzogen, People-Pleaser zu werden und überzukompensieren, weil wir uns dadurch positive Verstärkung erhoffen. Im Erwachsenenalter werden diese Verhaltensweisen dann als grundlegende Reaktion zementiert, wenn wir versuchen, unsere angeblichen Unzulänglichkeiten zu maskieren. Wir glauben, wenn wir einfach tun, was andere von uns wollen, merken diese anderen nicht, dass wir uns tief in unserem Innersten für Versager halten. Wir denken unwillkürlich Dinge wie: »Wie könnte jemand die Elternsprecherin für eine schreckliche Mutter halten? Schließlich hilft sie, wo sie kann.«

Nun ist es natürlich wunderbar, danach zu streben, ein freundlicher, hilfsbereiter Mensch zu sein, doch müssen wir dabei auch mit unseren Jas zurechtkommen. Sagen wir beständig Ja, obwohl unser Bauchgefühl Nein schreit, sind Unzufriedenheit, Burn-out und das Verfehlen der wahren Ziele programmiert.

Trotzdem hängen viele ADHSler am People-Pleasing. Wir haben so lange Zeit unseres Lebens mit dem Gefühl verbracht, »es falsch zu machen«, dass es uns schwerfällt zu glauben, wir würden noch als liebenswert erachtet, hörten wir damit auf, hilfreich und nett zu sein.

Wenn ich heute auf meine Entscheidung, Elternsprecherin zu sein, zurückblicke, ist mir absolut klar, dass mein Ja dazu aus meinem Wunsch heraus geboren war, meinen Wert als Mutter zu beweisen. Zu dieser Zeit hatte ich es mit meiner Tochter nicht leicht. Ihre (und meine) nicht diagnostizierte ADHS richtete hinsichtlich unseres jeweiligen Selbstverständnisses verheerenden Schaden an. Ich dachte, dadurch, dass ich mich freiwillig melde, würde irgendwie bewiesen, dass unsere Probleme miteinander nicht meine Schuld waren. Schließlich bemühte ich mich ja ungeheuer.

Rückblickend sehe ich, dass alles, wozu dieses Ja geführt hat, war, mich von den Verantwortlichkeiten, die mir am wichtigsten waren, abzulenken. Es bedeutete erheblichen zusätzlichen Stress in einem ohnehin schon stressigen Jahr, und ehrlich gesagt glaube ich nicht, dass es die Meinung der Erzieherin über mich auch nur um ein Jota änderte. Denn Fakt ist und bleibt: Schätzen andere unseren Wert nicht fair ein, hilft auch das größte People-Pleasing nichts.

So stärken Sie Ihre Fähigkeit, Nein zu sagen

Es anderen immer recht machen zu wollen schadet mehr, als es nützt. Wir opfern unsere Bedürfnisse um der Bedürfnisse anderer willen, und tun sie das ihrerseits nicht auch, sind wir mehr als verstimmt. Sich dafür einzusetzen, die eigenen Grenzen zu kennen, sie anderen mitzuteilen und sie gegebenenfalls zu verteidigen, ist schwer, dient uns aber ebenso wie unserem Umfeld. Wird uns unser People-Pleasing und warum wir dazu neigen bewusst, können wir uns fortan gewissermaßen auf frischer Tat dabei ertappen und ihm weniger häufig nachgeben. Lassen Sie uns einige der diesbezüglichen Techniken, die bei mir und vielen meiner Klientinnen und Klienten funktioniert haben, genauer betrachten.

Setzen Sie klare Grenzen

Mit dem Grenzensetzen tun sich viele ADHSler schwer. Durch unsere Impulsivität und unsere Neigung, uns auf den Augenblick statt auf die Zukunft zu konzentrieren, haben wir vielleicht nie »Regeln« für unser Leben aufgestellt. Wollen wir Grenzen im Zusammenhang mit dem People-Pleasing setzen, müssen wir uns erst klarmachen, was wir wollen und was wir nicht wollen. Sie hassen freiwillige Arbeit, bei der Sie organisieren müssen? Setzen Sie sich selbst eine Grenze und verbieten Sie es sich, jemals eine solche Aufgabe zu übernehmen. Sie sind abends immer erschöpft und brauchen diese Zeit, um zu regenerieren? Antworten Sie kategorisch mit Nein auf Anfragen zu abendlichen Verpflichtungen. Natürlich gehören zu Regeln auch immer Ausnahmen, lassen Sie die aber nicht zur Regel werden, sonst droht die chronische Überlastung.

Hüten Sie sich vor dem impulsiven Ja und üben Sie sich in Formulierungen, die es Ihnen erlauben nachzudenken

Bevor wir daran arbeiten, hinsichtlich unserer Verpflichtungen in uns zu gehen, sollten wir uns Techniken aneignen, die es uns ermöglichen nachzudenken, bevor wir antworten. Viele Menschen mit ADHS sind so konditioniert, dass sie ein Ja für die einzige Option halten, auch wenn sie die Sache noch nicht durchdacht haben. Eine Möglichkeit, besser darin zu werden, um die Zeit zu bitten, die Sie brauchen, ist, eine Art Drehbuch für Anfragen oder Bitten zu entwickeln. Hier zwei Beispiele dazu:

- »Ich helfe gern, muss aber erst in meinen Kalender sehen, bevor ich verbindlich antworte. Bitte melde dich noch mal, wenn du bis morgen Abend noch nichts von mir gehört hast.«
- »Ich muss erst prüfen, ob ich auch wirklich die Kapazitäten für diese Aufgabe habe. Ich melde mich bis spätestens (Datum/Uhrzeit) bei dir.«

Wie genau Sie es formulieren, ist nicht so wichtig, es muss sich nur so »richtig« für Sie anfühlen, dass Sie sich auch daran halten. Nehmen Sie sich Zeit für Ihre Antwort und üben Sie diese Technik so lange, bis sie Ihnen in Fleisch und Blut übergegangen ist. Vielleicht schreiben Sie sich tatsächlich ein »Drehbuch« und bewahren es in Sichtweite auf, damit Sie das nächste Mal, wenn Sie den Impuls verspüren, sofort Ja zu sagen, daran erinnert werden.

Berechnen Sie die Kosten eines Jas

ADHSler brauchen meist eine Strategie, die sie aus dem Denken heraus ins Handeln bringt. Sind Sie sich nicht sicher, ob Sie Ja sagen wollen oder nicht, sollten Sie erst mal ausrechnen, was es Sie kosten würde, sich zu etwas Neuem zu verpflichten. Wie viel Zeit müssten Sie investieren? Müssten Sie dafür etwas anderes aufgeben? Was würden Sie dafür aufgeben? Schlaf, gemeinsame Zeit mit Ihrer Familie oder die wenigen kostbaren Augenblicke, die Sie Ihrer Selbstfürsorge widmen? Ist die Zeit für diese Dinge so großzügig bemessen, dass Sie davon etwas abknapsen könnten? Wenn Sie Ja dazu sagen, anderen beim Erreichen ihrer Ziele zu helfen, was bedeutet das dann für Ihre eigenen Ziele? Stellen Sie sich diese Fragen, wird klarer, ob die Vorteile eines Jas seine Kosten wirklich wettmachen.

Sehen Sie ein Nein auch mal als empathische Wahl

Man hat uns beigebracht, ein Ja sei die richtige oder freundliche Antwort. Wir preisen Selbstlosigkeit und Opferbereitschaft, auch wenn diese mit enormen emotionalen und körperlichen Kosten verbunden sind. Ich möchte Sie dazu ermuntern, das durch eine neue Brille zu sehen: Ein Nein kann manchmal die freundlichste und empathischste Wahl sein. Gehen Sie im Geist zu einer Gelegenheit zurück, zu der Sie Ja sagten, obwohl alles in Ihnen Nein schrie. Wie hat es sich angefühlt, Ihre Verpflichtung einzuhalten? Vielleicht konnten Sie sich nicht so richtig aufraffen, auf diesbezügliche Mails zu antworten. Vielleicht reagierten

Sie gereizt, als jemand Sie an Ihre Verpflichtung erinnerte. Übernehmen wir Aufgaben, für die wir nicht ausreichend emotionale oder körperliche Kapazitäten haben, tun wir der Person, die uns darum bittet, keinen Gefallen. Ihre ehrliche Antwort gestattet es der Person, die Hilfe sucht, sich nach anderen umzusehen, die die Aufgabe auch wirklich übernehmen wollen und können.

Suchen Sie sich Möglichkeiten zu helfen, die zu Ihnen passen

Ich weiß, dass einige von Ihnen das jetzt lesen und denken, dass sie den hilfsbereiten Teil ihrer Persönlichkeit um keinen Preis missen wollen. Ich möchte Ihnen auch gar nicht einreden, die Antwort auf eine Bitte müsse immer Nein lauten. Anderen helfen zu können und zu wollen ist eine wundervolle Charaktereigenschaft, die wir auf jeden Fall wertschätzen sollten – nur eben nicht, wenn sie auf Kosten unseres Wohlbefindens und unserer anderen Verantwortlichkeiten geht. Vielleicht freuen wir uns über die Gelegenheit, dienlich sein oder an einem Projekt teilnehmen zu können, vielleicht fühlen wir uns auch geschmeichelt, dass wir gefragt wurden. In diesen Fällen sollten wir entscheiden, ob das Projekt auch zu unseren Stärken und derzeitigen Kapazitäten passt.

Häufig glauben wir, die einzige Möglichkeit, auf eine Bitte zu reagieren, sei ein Ja oder Nein. Meist gibt es aber auch noch etwas dazwischen. Wissen Sie also bereits, dass Sie sich nicht im gewünschten Umfang beteiligen können, erkundigen Sie sich, ob Sie noch auf eine andere Art und Weise etwas beitragen könnten. Behalten Sie dabei Ihre Stärken und Kapazitäten immer im Hinterkopf. Denken Sie über die Bitte nach und überlegen Sie sich, wie Sie in das Projekt involviert sein wollen. Scheuen Sie sich nicht, ein Gegenangebot zu machen.

Übung: Will ich wirklich Ja dazu sagen?

Diese Übung hilft Ihnen dabei herauszufinden, ob Sie einer Bitte nachkommen wollen oder nicht. Stellen Sie sich die folgenden Fragen, um sich Klarheit zu verschaffen.

- Steht die Bitte im Einklang mit meinen Kernwerten und Stärken?
- Wie viel meiner Kapazitäten erfordert die Verpflichtung?
- Gibt es andere, die helfen wollen und die sich vielleicht besser eignen oder die mehr Kapazitäten haben?
- Habe ich die erforderliche Kapazität wirklich? Falls nein: Kann und will ich etwas anderes dafür aufgeben?
- Was kostet mich das Ja? Was ist der Lohn? Wäre ein Ja netto-positiv?
- Kann ich mich noch auf eine andere Art beteiligen, die besser zu meinen Talenten und meinen derzeitigen Kapazitäten passt?

Kapitel 17

TOXISCHER PERFEKTIONISMUS

Ich öffnete meine Sendungsverfolgungs-App zum 80. Mal an diesem Tag und sah endlich, worauf ich mich so sehr gefreut und was ich so sehnlichst erwartet hatte. Unsere Familienweihnachtskarten, die ich an Verwandte und Freunde verschicken wollte, waren da.

Ich ließ alles stehen und liegen, lief zum Briefkasten und riss das Paket gleich dort auf. Die Karten waren wunderschön, die Leute würden begeistert sein. Ich ging zum Haus zurück und zeigte sie meiner Teenager-Tochter. »Die sind toll, Mama«, sagte sie. »Keiner wird auf die Idee kommen, dass du uns beim Fotografieren die ganze Zeit angeschrien hast.« Sie machte Witze, mir wurde aber schwer ums Herz. Denn was sie sagte, stimmte.

Augenblicklich lief in meinem Kopf eine Diashow mit Bildern aus den Wochen vor dem Fototag ab. Zuerst ein Bild von mir am Laptop, wie ich Pinterest nach dem perfekten Farbschema und Ideen für unsere Outfits durchstöberte. Ich hatte Stunden damit verbracht, die verschiedenen Optionen zu durchdenken, und mir sogar die Meinungen meiner Mama-WhatsApp-Gruppe eingeholt.

Als Nächstes ein Schnappschuss der unzähligen Päckchen mit verschiedenen Outfits auf meinem Bett. Ich hatte meine Familie zu einer Shoppingtour und einer Anprobe nach der anderen gezwungen, um den perfekten Look zu finden.

Dann das Bild des Tags selbst vor meinem geistigen Auge, als sich alle beschwert hatten, weil sie ihren Samstag opfern mussten, um auf einem staubigen, abgelegenen Wanderweg zu dem Ort zu gelangen, an dem das Licht genau richtig war. Zwischen den milden Drohungen, die ich ausgestoßen hatte, hatte meine Familie immer wieder verkrampft gelächelt: »Das Herbstfestival könnt ihr vergessen, wenn ihr euch jetzt nicht zusammenreißt und freundliche Gesichter macht!«

Doch die letzte Erinnerung war die schmerzhafteste. Als sei es gestern gewesen, dachte ich daran, wie wütend ich auf meine Kinder gewesen war, weil sie meiner Ansicht nach meinen Versuch torpedierten, der Welt meine »perfekte« Familie zu zeigen.

»Ich tue so viel für euch, und ihr könnt euch nicht einmal einen Tag lang benehmen«, hatte ich sie angeblafft. Und da war ich mit meinen Schuldzuweisungen noch längst nicht fertig gewesen. Bis zum Abendessen hatte ich weiter darüber geschimpft, wie selbstsüchtig sie doch waren. Ich hatte meine Gefühle nicht unter Kontrolle gehabt und die Ironie hinsichtlich meiner Kommentare über *ihr* Verhalten nicht sehen können.

Als ich in der Küche auf die Weihnachtskarten starrte, war ich plötzlich nicht mehr stolz auf die perfekte Familie auf dem Foto. Ich war zutiefst erschrocken darüber, dass ich die Menschen, die ich am meisten liebe, so viel unnötigem Stress ausgesetzt hatte – im Namen der Perfektion.

Der gescheiterte Perfektionist

»Ich fühle mich wie ein fauler Perfektionist.« Diese und ähnliche Aussagen habe ich von den Mitgliedern meiner Community schon unzählige Male gehört. Als betrachteten wir Perfektionismus als nur eine weitere Sache, die wir nicht hinbekommen.

Warum sind so viele Menschen mit ADHS selbsternannte Perfektionisten? Die Antwort auf diese Frage ist komplex und variiert ein wenig von Person zu Person, hat jedoch bei allen ähnliche Wurzeln: das Maskieren der Scham, die wir empfinden, weil wir neurotypischen Erwartungen nicht gerecht werden können.

ADHS-Perfektionisten – das sind die Menschen, die schon früh verinnerlicht haben, dass sie anders sind. Vielleicht hat man Ihnen gesagt, dass Sie zu schnell oder zu viel reden. Vielleicht haben Sie Ihren Lehrer zu Ihrer Mutter die gefürchteten Worte sagen hören: »Das Kind hat so viel Potenzial – wenn es sich doch etwas mehr anstrengen würde!« Also haben Sie sich angestrengt. Sehr. Und dann noch mehr. Vielleicht haben Sie sich von allen am meisten angestrengt und wurden dafür wahrscheinlich auch belohnt. Woraufhin Sie sich noch mehr anstrengten. Dieser Teufelskreis beginnt in der Kindheit und infiziert irgendwann alle Bereiche unseres Erwachsenenlebens.

In der Studienzeit haben unsere Mitbewohner uns vielleicht schlampig genannt, weil sich in der Küche unser Geschirr stapelte, woraufhin wir fortan penibelst auf Sauberkeit achteten. Vielleicht haben wir Schlaf geopfert, damit unser Zimmer perfekt aussah, aber das war immer noch besser, als sich je wieder schlampig nennen lassen zu müssen. Die Mitbewohner merkten das und erkannten an, dass wir uns Mühe gaben – ohne jemals zu wissen, um welchen Preis.

Werden wir bei der Arbeit nur oft genug gefragt: »Wie findest du in diesem Chaos überhaupt irgendetwas wieder?«, lernen wir, das Chaos in Schubladen oder Schränke zu verbannen, Hauptsache, es ist außer Sichtweite. Das Chaos ist dann zwar immer noch da und es fällt uns so vielleicht noch schwerer, irgendetwas wiederzufinden, doch zumindest ersparen wir uns damit die nervigen Kommentare anderer. Die Leute fangen an, uns dafür zu loben, dass wir die Dinge auf die Reihe bekommen, und wir lächeln und notieren uns im Geiste, unsere Fehler nur ja nicht zu zeigen.

Als Eltern sind wir dann verblüfft, wie schwer das ist. Es werden an allen Ecken und Enden Urteile über uns gefällt, und machen wir etwas falsch, steht plötzlich viel mehr auf dem Spiel. Wir kochen die Babynahrung selbst, benutzen Stoffwindeln in dem Versuch, den Planeten zu retten, und bleiben die ganze Nacht lang wach, um das Für und Wider von Schlaftraining und Gentle Parenting gegeneinander abzuwägen. Und wiederum werden wir dafür belohnt, indem wir von Freunden und Bekannten als Supermama bezeichnet werden. Das ist als Kompliment gemeint, erzeugt aber nur noch mehr Druck ... dem wir irgendwann nicht mehr standhalten können.

Schließlich wird uns klar, dass wir nicht perfekt sein können, und so fragen wir uns, warum wir es überhaupt versuchen sollten. Wir leiden an Burn-out und fühlen uns von unseren nicht zu erfüllenden Erwartungen vielleicht sogar so gelähmt, dass wir uns weigern, irgendein Ziel im Leben weiter zu verfolgen. Wenn wir es nicht perfekt machen können, warum sollten wir es dann überhaupt machen? Et voilà: Der selbsternannte »faule Perfektionist« ist geboren.

Sarah aus meiner Community versteht diesen Teufelskreis nur allzu gut: »Ich verspüre oft einen so großen Drang, perfekt zu sein und Dinge genau so zu tun, wie sie getan werden sollten, dass ich sie bis zur letzten Minute aufschiebe, was für mich mit viel Stress und Angst verbunden ist. Ich denke, mein Perfektionismus rührt häufig daher, dass ich mich nicht wie das ›Mädchen mit ADHS‹ fühlen möchte, das wieder einmal nichts auf die Reihe kriegt. Ich denke auch, dass er teilweise daher rührt, dass mir als Kind oft gesagt wurde, ich sei faul oder nicht intelligent, weil ich mich einfach nicht dazu motivieren konnte, meine Hausaufgaben zu machen oder andere Dinge zu erledigen. Selbst meine Eltern, die mich sehr geliebt haben, sagten mir ständig, ich müsse mich mehr anstrengen und höhere Ansprüche an mich selbst stellen. Das hat später in meinem Leben zu diesem Drang zum Perfektionismus geführt.«

Der Preis des Perfektionismus

Das mit dem Perfektionismus ist eine heikle Sache, nicht zuletzt deshalb, weil unsere Gesellschaft hohe Ansprüche würdigt und belohnt. Leider verinnerlichen wir das Perfektsein nur allzu leicht als den einzig sicheren Weg zu Glück und Liebe. Wir glauben, perfekt zu sein verhilft uns zu dem, was wir uns wünschen, dabei kann das Streben danach Beziehungen zerstören, das Erreichen unserer Ziele vereiteln und uns auf unserer Suche nach Glück erheblich im Weg stehen.

ADHSlern, die nach Perfektion streben, können normale Beziehungen mitunter hoffnungslos unvollkommen vorkommen. Oder wir messen die Menschen, die wir lieben, an den unrealistischen Ansprüchen, die wir an uns selbst stellen. Das kann bei Partner und Kindern mit der Zeit das Vertrauen untergraben und ihnen das Gefühl von Sicherheit rauben. Unkontrollierter Perfektionismus kann sich auf die ganze Familie auswirken und schmerzhafte Narben hinterlassen. Ich wünschte, ich hätte diese Lektion nicht auf die harte Tour lernen müssen.

Es ist nicht immer leicht erkennbar, doch nach vielen gescheiterten Versuchen, perfekt zu sein, kann diese Obsession in ihr Gegenteil umschlagen. Statt ständig nach Perfektion zu streben, geben wir entsprechende Versuche ganz auf. Denken Sie an eine Gelegenheit zurück, als Sie eigentlich unbedingt ein berufliches Ziel verfolgen wollten, es aber nicht taten. Was hat Sie davon abgehalten? Der Glaube, Sie seien nicht qualifiziert genug, auch wenn Sie wussten, dass andere mit weniger Erfahrung eine ähnliche Stelle hatten? Oder die Möglichkeit, die Stelle vielleicht nicht zu bekommen? Schließlich konnten Sie es ja nicht riskieren, als jemand dazustehen, der nicht alles erreicht, was er sich vornimmt. Perfektionismus kann dazu führen, etwas gar nicht erst zu versuchen, weil man schon weiß, dass man nicht perfekt darin sein wird.

Perfektionismus kann sich auch im Alltag zeigen, und auch dort führt er zu nichts anderem als Stillstand. Weil wir nicht wissen, wie wir etwas perfekt zu Ende bringen, lassen wir es von vornherein. Ein Work-out zählt nicht, wenn wir uns dabei nicht eine Stunde lang schweißgebadet abrackern. Wir haben wenig Zeit, also verbringen wir die 30 Minuten, die wir haben, auf der Couch. Uns fehlt die Energie, uns eine gesunde, ausgewogene Mahlzeit zuzubereiten, also essen wir lieber gar nichts, bis wir vor lauter Hunger ein Nervenbündel sind.

Ich weiß, dass ich hier ein recht düsteres Bild zeichne, aber ich kann gar nicht oft genug betonen, wie wichtig es ist, sich bewusst zu machen, welchen Preis wir für unseren Perfektionismus zahlen. Ich wünsche mir jeden Tag, ich hätte diesen Preis in meinem eigenen Leben nie gezahlt. Es gibt jedoch auch gute Nachrichten. Zwar ist die Mühe, die wir investieren müssen, um unsere Einstellung dem Perfektionismus gegenüber zu ändern, groß – sie lohnt sich aber.

Ich werde ewig für den Moment dankbar sein, in dem meine Tochter mir das Paradoxe an unserem Familienfoto vor Augen führte. Ihre Worte haben mir bewusst gemacht, welchen Schaden der Perfektionismus in meinem Leben anrichtete.

Jahre später schreibe ich es der Tatsache, dass ich mein Verhalten erkannt und mich allmählich vom Perfektionismus gelöst habe, zu, dass ich auf dem Sektor des ADHS-Coachings derzeit so erfolgreich bin. Würde ich beim Schreiben weiterhin Perfektionismus von mir selbst fordern, hätten Sie nie auch nur einen einzigen Post auf meinem Account lesen können. Meine Arbeit weist viele Tippfehler auf, weil mein Gehirn zu schnell ist, um sie zu sehen. Das heißt jedoch nicht, dass meine Posts nicht wichtige Botschaften enthalten würden. Diejenigen meiner Reels, die so richtig viral gegangen sind, sind meist auch die, die ich bei wenig schmeichelhaftem Licht im Auto aufgenommen habe.

Vergessen Sie nie: Ihr ADHS-Gehirn ist einzigartig und wundervoll konstruiert, doch das werden Sie nie erkennen, wenn Sie weiterhin am Perfektionismus festhalten.

So können Sie sich vom Perfektionismus lösen

Ihre Einstellung gegenüber dem Perfektionismus zu ändern ist nicht leicht und läuft sicherlich nicht linear ab. Der Prozess braucht Zeit und erfordert Übung, die meisten von uns werden ihr Leben lang daran arbeiten müssen. Doch irgendwann wird sich ein Gefühl der Leichtigkeit, der Behaglichkeit und der Freiheit einstellen. Der Perfektionismus hat Ihnen lange dabei geholfen, sich sicher zu fühlen, er hat Sie jedoch in falscher Sicherheit gewiegt. Es ist an der Zeit, dass Sie sich selbst die Erlaubnis geben, sich der Welt in all Ihrer wahren und wunderbaren Unvollkommenheit zu zeigen.

Manchen Menschen mit ADHS gelingt es, sich ohne Hilfe von außen von ihrem Perfektionismus zu verabschieden, viele brauchen jedoch professionelle Unterstützung. Die im Folgenden aufgelisteten Vorschläge sind kein Ersatz für eine Therapie, wenn Sie allein nicht weiterkommen. Möglicherweise ist ein Therapeut vonnöten, der sich mit der Behandlung von Traumata auskennt, um Sie sicher um die Klippen zu steuern. Probieren Sie die Strategien trotzdem aus – zusätzliche Hilfe können Sie sich immer noch holen.

Seien Sie neugierig

Zu den schönsten Stärken, über die viele ADHSler verfügen, gehört eine gesunde Neugier. Manche von uns haben sich das Staunenkönnen bis ins Erwachsenenalter hinein bewahrt, viele wurden jedoch darauf konditioniert, diese Gabe zu ignorieren. Wenn Sie das nächste Mal feststellen, dass Ihr Perfektionismus Sie von etwas abhält, versuchen Sie, sich vorzustellen, wie es wäre, wenn Sie ihn durch Neugier ersetzten. Statt zu sagen: »Ich kann das nicht perfekt machen, also versuche ich es erst gar nicht«, können Sie sich fragen: »Was wäre vielleicht alles möglich, wenn ich das Projekt in Angriff nähme – so unvollkommen meine Herangehensweise auch wäre?« Sie werden staunen, was alles geschehen kann, wenn Sie sich vom Perfektionismus lösen und stattdessen von Ihrer Neugier leiten lassen.

Glauben Sie mir: Gut genug ist gut genug

Perfekt gibt es nicht, Sie werden es also nie sein. Was Sie aber sein können, ist gut genug. Diese Offenbarung ist beileibe nicht auf meinem Mist gewachsen, sie wird schon seit Langem gepredigt. Schon im 18. Jahrhundert ließ Voltaire uns wissen: »Das Bessere ist der Feind des Guten.« In den 1980er-Jahren etablierte sich in Universitätskreisen der Slogan: »C's get degrees« – was soviel bedeutet wie: Auch mit einer mittelmäßigen Note kann man seinen Abschluss machen. Doch wie auch immer man es formuliert, die Botschaft ist klar: Wer gut genug ist, erledigt Dinge, wer perfekt sein will, meist nicht. Wenn der Perfektionismus Sie das nächste Mal in eine Sackgasse treibt, versuchen Sie, sich vorzustellen, wie ein Gut genug aussehen würde. Wahrscheinlich bringt Sie das weiter, als jeder Perfektionismus Sie je bringen würde.

Folgen Sie der Maxime: »Getan ist besser als perfekt«

Einer der vielen Gründe, warum ADHSler immer wieder in die Perfektionismusfalle tappen, ist, dass viele Menschen mit ADHS sich von Wettbewerb angestachelt fühlen. Überlegen Sie, wie Sie Ihre kompetitive Natur von: »Ich muss der Beste sein« zu: »Hauptsache, ich tue es« verlagern können. Auch unvollkommenes Handeln ist Handeln, und wenn wir uns vorwärtsbewegen, statt auf Perfektion zu warten, ist das allemal besser. Wir nehmen einen Marathonläufer ja auch nicht Kilometer für Kilometer auseinander und messen seine Leistung an einem technisch »perfekten« Lauf. Wir sehen einfach ehrfürchtig dabei zu, wie er die Ziellinie überquert, trotz Blut, Schweiß und Tränen. Denn wie heißt es so schön? Es gibt nichts Gutes, außer man tut es.

Hätte ich jeden Post erst Korrektur lesen lassen oder mit der Aufnahme eines Reels jedes Mal auf einen Good Hair Day gewartet, hätte ich heute nie die Community im Internet, die ich habe. Und wenn das die Maxime: »Getan ist besser als perfekt« nicht beweist, dann weiß ich auch nicht.

Zeigen Sie sich unvollkommen, also verletzlich – das ist gut für Sie und andere

Viele Menschen glauben, dass sie Kollegen, Freunden und Familie helfen, wenn sie von sich selbst verlangen, perfekt zu sein. In Wirklichkeit ist genau das Gegenteil der Fall. Gestatten wir es uns, uns in all unserer Unvollkommenheit zu zeigen, schafft das für die Menschen um uns herum ein sicheres Umfeld. Zeigen Sie sich verletzlich, können sich andere von ihren eigenen perfektionistischen Verhaltensweisen lösen, die in der Regel zustande kommen, weil wir uns für unsere Unvollkommenheit schämen. Im gemeinsamen Streben nach Authentizität wachsen wir alle näher zusammen.

Denken Sie daran: Sie müssen nicht perfekt darin sein, nicht perfekt zu sein

Ich bin oft vom Selbsthass überrascht, der sich zeigt, wenn mir Menschen mit ADHS davon berichten, dass sie doch wieder in die Perfektionismusfalle getappt sind. Ich höre dann beispielsweise Sätze wie: »Ich finde einfach den Anfang nicht, weil ich ja unbedingt wieder perfekt sein will!« Manchmal ist alles, was wir brauchen, ein bisschen Selbstmitgefühl und Selbstvertrauen. Welche kleinen Schritte können Sie unternehmen, um sich in Ihrer Unvollkommenheit sicher zu fühlen? Vielleicht ist dies das Jahr, in dem Sie aufhören, sich über das perfekte Familienfoto Gedanken zu machen, und stattdessen ein paar zufällig entstandene Schnappschüsse für Ihre Weihnachtskarten auswählen. Experimentieren Sie mit kleinen Veränderungen und achten Sie auf den Unterschied. Bevor wir uns an die großen Veränderungen machen können, müssen wir vielleicht erst einmal feststellen, dass nichts Schlimmes passiert, wenn wir einmal nicht perfekt sind.

Übung: Mantras, um sich vom Perfektionismus zu lösen

Schreiben Sie die Mantras unten, die Sie ansprechen, auf Post-its und kleben Sie diese an Orte, wo Sie sie häufig sehen. Nutzen Sie den freien Platz für eigene Mantras.

MANTRAS, UM SICH VOM PERFEKTIONISMUS ZU LÖSEN

Gut genug ist gut genug.	**Perfekt gibt es nicht.**	**Mich unvollkommen zu zeigen hilft mir und anderen.**
Ich muss mir Ruhe nicht verdienen.	**Wachstum ist nicht linear.**	**Auch unvollkommener Fortschritt ist Fortschritt.**

Kapitel 18

MASKIERUNG

Es war ein Samstag im Oktober, und wie in den vergangenen Jahren auch hatte ich mir den ganzen Tag dafür freigehalten, mich auf die Spendengala des Arbeitgebers meines Mannes vorzubereiten. Er bereitet sich auf so einen Abend vor, indem er sich einige Wochen zuvor einen Smoking sichert und sich mit seinen Freunden hinsichtlich der Party danach abspricht. Ich hingegen breche in Hektik aus, als ginge es um die Oscar-Verleihung. Ich mache Termine beim Friseur und fürs Make-up. Ich plane Zeit für Last-Minute-Einkäufe ein, denn irgendetwas vergesse ich immer. Ich hatte mich in letzter Minute schon um meine Nägel, Schuhe und Schmuck kümmern müssen, dieses Jahr war es Shapewear.

Als ich durchs Einkaufszentrum bummelte, schweiften meine Gedanken ab. Ich dachte an all die Regeln, die ich mir für diesen Abend selbst auferlegt hatte. Ich bereitete mich nicht nur auf die Oscar-Verleihung vor, sondern wie üblich auch auf den Auftritt meines Lebens. Meine Nervosität angesichts der Veranstaltung war genauso groß wie in den Jahren zuvor, und die konnte ich nur in den Griff bekommen, indem ich versuchte, die Art von Ehefrau zu sein, die man wahrscheinlich bei einem Mann wie dem meinen erwartete. Konnte ich diese Rolle gut spielen, so hoffte ich, würde es uns beiden die Peinlichkeit ersparen, dass irgendjemand herausfand, wie es wirklich in mir aussah.

Nach dem Einkaufen nahm ich meinen Termin beim Friseur wahr, wo ich meinen Auftritt als Unternehmergattin probte. Beim Auflegen des Make-ups überlegte ich mir Formulierungen, die meinen derzeitigen Teilzeitjob viel schicker klingen ließen, als er tatsächlich war. Ich bläute mir ein, nur nicht zu mitteilsam zu sein, nicht über irgendeine meiner aktuellen Leidenschaften zu reden und mich generell nicht zu offenherzig zu zeigen. Auf der Fahrt zur Veranstaltung bereitete ich mich auf den unvermeidlichen Small Talk vor.

Während des Abendessens und der Reden gelang es mir, mich nur von meiner besten Seite zu zeigen. Ich hatte das Gefühl, mich wirklich gut darin zu schlagen, die Ehefrau zu geben, die die Kollegen meines Mannes sehen sollten. Je weiter der Abend jedoch fortschritt, desto weniger fühlte ich mich in der Lage, die Rolle beizubehalten. Ich hatte ein wenig Kopfschmerzen und schon Muskelkater vom unechten Lächeln. Ich begann, auf meinem Stuhl herumzuzappeln, denn ich hatte schon viel zu lange gesessen. Barmherzigerweise war der Abend irgendwann vorbei, und als ich in die Nachtluft hinaustrat, war mir, als dürfte ich den Atem, den ich die ganze Zeit über angehalten hatte, endlich herauslassen.

Mein toxischer Perfektionismus hatte wieder einmal zugeschlagen und zu einer Verhaltensweise geführt, die viele ADHSler kennen: dem »Maskieren«.

Was ist ADHS-Maskierung?

Lassen Sie uns noch einmal eine Reise zurück in die Kindheit unternehmen. Haben Sie als Kind auch auf die Uhr im Klassenzimmer gestarrt, deren Zeiger in Zeitlupe vorwärtskrochen, und sehnsüchtig auf das Klingelzeichen gewartet? Haben Sie sich auch beim Rennen ertappt, sich gebremst und gezwungen, den Weg bis zum Schultor gehend zurückzulegen? Haben Sie in der Sekunde, in der Sie das Schulgelände verließen, auch die süße Erleichterung der Freiheit geschmeckt? Ich habe mich jeden Tag so gefühlt – doch das Verwirrende daran war, dass ich meist *gern* zur Schule ging.

Wenden wir uns nun wieder der Gegenwart zu. Fühlen Sie sich auch heute noch so, etwa nach langen Meetings oder gesellschaftlichen Anlässen, auch wenn Sie gern an diesen teilnehmen? Steigen Sie dann ins Auto oder in die U-Bahn und meinen, endlich wieder frei atmen zu dürfen? Wenn Ihnen das bekannt vorkommt, sind Sie vielleicht ein Profi darin, Ihre ADHS-Symptome zu maskieren.

Unter Maskierung versteht man das Verbergen oder Tarnen jener Anzeichen, von denen wir glauben, sie seien bei unseren neurotypischen Mitmenschen gesellschaftlich nicht akzeptiert. Das Maskieren kann sich in automatisierten Verhaltensweisen wie beispielsweise der Unterdrückung des Bewegungsdrangs zeigen. Maskierung findet auch dann statt, wenn wir im richtigen Augenblick nicken, verbal zustimmen oder lachen, obwohl wir uns nicht auf das, was unser Gegenüber sagt, konzentrieren können. Sie zeigt sich in unserer Neigung, in Gesprächen übermäßig darauf zu achten – in der Psychologie spricht man auch von Hypervigilanz –, dass wir nicht zu viel, zu oft oder zu schnell reden.

»Ich versuche, still zu sein und nicht zu reden«, drückt es Marnie, ein Mitglied aus meiner Community, aus. »Das geht mir vor allem in Arbeitsmeetings oder bei Dinnerpartys so. Ich habe plötzlich das Gefühl, zu viel geredet zu haben, also rede ich gar nicht mehr. Bei langen Meetings muss ich mich dazu zwingen, mich gar nicht zu bewegen, was mir unglaublich schwerfällt. Wenn ich es dann schließlich nicht mehr aushalte, entschuldige ich mich, gehe auf die Toilette und bleibe eine Zeit lang am Waschbecken stehen.«

Doch das Maskieren kann sich auch in weniger unwillkürlichem Verhalten zeigen. Vielleicht rennen Sie wie ich 20 Minuten, bevor Gäste kommen, wie Speedy Gonzales im Haus herum und schmeißen alles Mögliche in Schränke oder Schubladen, die noch nicht überquellen, nur um dann in Panik zu geraten, wenn einer der Gäste auf der Suche nach einer Kaffeetasse einen Schrank öffnet. Oder Sie verschaffen sich keine Klarheit bezüglich eines Projekts bei der Arbeit, weil Sie doch »wissen sollten«, was Sie zu tun haben. Stattdessen verschwenden Sie Unmengen von Zeit und Energie darauf herauszufinden, wie Sie es ohne Hilfe hinbekommen, oder, schlimmer, Sie machen Fehler und schaffen dadurch ein noch größeres Problem, das Sie wiederum kaschieren müssen.

Die meisten Menschen mit ADHS verbringen sehr viel Zeit mit dem Maskieren und sind irgendwann ziemlich gut darin. Tatsächlich sind unsere ausgezeichneten Maskierungsfähigkeiten teilweise dafür verantwortlich, dass ADHS bei vielen von uns erst im fortgeschrittenen Erwachsenenalter diagnostiziert wird – sei es von einem Arzt oder von uns selbst. Eine Möglichkeit einzuschätzen, wie gut Sie im Maskieren sind, besteht darin, auf die Reaktion Ihres Gegenübers zu achten, wenn Sie sich als ADHSler outen. Ist derjenige schockiert, reagiert er ungläubig? Falls ja, ist

Ihre Maske so kunstvoll gefertigt, dass andere darunter auch nicht einen Schimmer Ihres wahren Kampfes erkennen können.

Den Preis für dieses Verhalten müssen wir sowohl psychisch als auch physisch zahlen. Die Kopfschmerzen, die Sie nach der Arbeit oder dem Wahrnehmen sozialer Funktionen haben? Die sind wahrscheinlich der Denklast geschuldet, sich konzentrieren, sich vom Unterbrechen abhalten und die eigene Hyperaktivität im Zaum halten zu müssen. Das Maskieren richtet auch erheblichen Schaden hinsichtlich unserer Geduld und Frustrationstoleranz an. Ich habe schon oft mit Eltern gesprochen, die mir erzählten, ihr Kind bekomme zu seinem Verhalten in der Schule tolles Feedback, würde aber in dem Augenblick, in dem es daheim die Haustür hinter sich schließt, aggressiv werden. Bei Kindern tritt dieses Verhaltensmuster recht offensichtlich zutage; bei Erwachsenen ist es weitaus schwieriger zu erkennen. Es könnte sich beispielswiese darin äußern, dass man sich bei einer Konferenz den ganzen Tag lang zusammenreißt, abends im Hotelzimmer dann aber in Tränen ausbricht, weil sich auf dem Sandwich, das man bestellt hat, Mayonnaise befindet.

Durch das Maskieren werden auch fehlangepasste Bewältigungsstrategien wie People-Pleasing oder Perfektionismus verstärkt. Werden wir von der Gesellschaft dafür belohnt, unsere Symptome zu verbergen, bestärkt uns dies in dem Glauben, Perfektion sei das einzige und höchste Ziel. Darüber hinaus macht uns das Maskieren besonders anfällig für das Impostor- oder Hochstapler-Syndrom. Und das aus gutem Grund: Wer die ganze Zeit so tut als ob, macht sich natürlich Gedanken darüber, ob er wirklich etwas geleistet oder eben nur so getan hat, und hält sich folglich für unwürdig.

Vielleicht noch schlimmer als die Tatsache, dass uns das Maskieren täglich ungeheuer viel Geduld, Energie und emotionale Kontrolle kostet, ist die Untergrabung unserer wahren Persönlichkeit, die ein solches Verhalten mit der Zeit mit sich bringt. Wir haben es vielleicht jahrelang so exzessiv betrieben, dass wir die authentischsten Teile unserer Persönlichkeit inzwischen ausgeblendet haben. Wir sind vielleicht zu einer so perfekten Chamäleonimitation geworden, dass wir uns zwar jeder Situation anpassen können, allein und in Ruhe aber nicht mehr wissen, wer wir wirklich sind.

Die Maske fallen lassen

Ist Maskierung etwas Schlechtes? Diese Frage ist ausgesprochen komplex, und Sie können sie nur für sich selbst beantworten. Die Maskierung hat Konsequenzen – das Nicht-Maskieren aber auch. Wenn wir jedem ADHS-Impuls nachgeben, hat das früher oder später Auswirkungen auf unsere Karriere, unsere Beziehungen und unsere körperliche Gesundheit. Platzen wir einer Freundin gegenüber mitten im Gespräch damit heraus, dass wir ihre Geschichte langweilig finden, verletzen wir damit wahrscheinlich einen Menschen, der uns am Herzen liegt. In manchen Situationen vermeiden wir mit Maskierung, dass wir anderen wehtun, und schaffen Sicherheit. Deshalb muss jeder für sich entscheiden, wann er maskieren und wann er aufrichtig sein will. Verstehen wir besser, wie sich das Maskieren in unserem Leben zeigt, können wir angemessenes Maskieren auch besser gegen Authentizität abwägen.

Wie aber kann es uns gelingen, hinter den kunstvollen Masken, die wir in jahrelanger, mühevoller Kleinarbeit geschaffen haben, hervorzublicken? Auch hier gilt: Die Antwort auf diese Frage kann nur höchst individuell ausfallen. Überlegen Sie, in welchem Umfeld Sie sich aufhalten, wie achtsam die Menschen in Ihrer Umgebung sind und ob sich der Preis für das Fallenlassen der Maske lohnt. Letzteres muss gar nicht so dramatisch ablaufen, wie es klingt, Sie müssen sich die Maske nicht vom Gesicht reißen – es sei denn natürlich, es fühlt sich für Sie in diesem Augenblick richtig an. Es ist ebenso in Ordnung, langsam vorzugehen und es sich selbst zu gestatten, sich erst einmal an Ihr neues, weniger maskiertes Ich zu gewöhnen.

In meinem Fall nahm mein Mann vor ein paar Jahren eine im Grunde völlig andere Ehefrau mit zu seiner Spendengala. Sie trug zwar meinen Namen, hätte unterschiedlicher aber nicht sein können. Ich hatte angefangen, öffentlich über ADHS zu sprechen, und so wäre ich in meiner Rolle als perfekte, aber langweilige Ehefrau wahrscheinlich längst nicht mehr so überzeugend gewesen. Ich konnte das, was ich tat, nicht mehr so darstellen, dass ich vor Stigmatisierung oder undifferenzierten Meinungen sicher gewesen wäre. Mein Mann hatte mit seinen Kollegen über den neuen Schwerpunkt meiner beruflichen Tätigkeit gesprochen, und ich war überrascht, wie viele von ihnen Fragen hatten. Den ganzen Abend über unterhielt ich mich intensiv mit Menschen, die entweder selbst ADHS hatten oder deren Kindern daran litten. Und auch wenn sich die Gespräche nicht um Neurodiversität drehten, vertraute ich viel mehr darauf, mein wahres, mein authentisches Selbst zeigen zu können. Ich hielt mit Witzen oder Sarkasmus nicht hinter dem Berg und tobte mich beim Tanzen aus. In den darauffolgenden Tagen ließ mich mein Mann mehr als einmal von Kollegen grüßen, die mich an dem Abend sehr nett und interessant gefunden hatten. Es schien, als mochten die Leute die wahre Meredith viel lieber als die Meredith, die zu sein ich jahrelang vorgegeben hatte.

Und auch Sie verdienen es, gesehen zu werden. Ich weiß, wie schwer es ist, die Maske abzunehmen, aber tut das wirklich mehr weh, als die eigene Authentizität zu leugnen? Suchen Sie sich Räume, in denen Sie sich sicher und unterstützt fühlen, und testen Sie, wie es sich anfühlt, mehr Sie selbst zu sein. Die Erleichterung, die Sie dabei verspüren, könnte schon dazu führen, dass Sie die Maske nie wieder aufsetzen wollen. Lassen Sie uns nun einen Blick auf die Strategien werfen, die es Ihnen erleichtern, Ihre Masken eine nach der anderen wegzulassen.

Lassen Sie die am wenigsten riskante Maske als erste weg

Wenn Sie es nicht mehr aushalten, in einem Meeting still zu sitzen, können Sie Ihrem Bewegungsdrang auf unauffällige Art und Weise nachgeben. Über die verschiedenen Möglichkeiten dazu haben wir in Kapitel 2 im Zusammenhang mit der Hyperaktivität gesprochen. Können Sie beispielsweise auf einem Blatt Papier herumkritzeln oder Ihren Ring am Finger drehen? Haben Sie die Möglichkeit, hin und wieder aufzustehen?

Wenn der Perfektionismus wieder einmal zuschlägt, fragen Sie sich, ob das Haus wirklich picobello aussehen muss, wenn Ihre beste Freundin auf einen Kaffee herüberkommt – die Freundin, die Sie noch nie im Stich gelassen hat. Spicken wir ein wenig hinter unserer Maske hervor, kann sich unser Gegenüber entspannen und sich selbst authentisch zeigen. Beginnen Sie damit in Situationen mit geringem Risiko und nehmen Sie sich die Zeit, sich an das Gefühl, etwas verletzlicher zu sein, zu gewöhnen.

Überlegen Sie, ob Sie sich outen möchten

Ob und wann Sie anderen mitteilen wollen, dass Sie ADHS haben, sollten Sie sich gut überlegen. Ich wünschte, wir lebten in einer Welt, in der die Mehrheit der Menschen ADHS begreift und nicht verurteilt, doch leider sind Fehlinformationen und Stigmatisierung noch immer weitverbreitet. Sollte Ihre Intuition Ihnen sagen, dass es für Sie mit Risiken verbunden ist, wenn Sie die Masken fallen lassen, dann vertrauen Sie bitte auf Ihr Gefühl und stehen Sie in sichererer Weise für sich selbst ein.

Sollte das Risiko, das damit einhergeht, in einer bestimmten Situation die Maske abzunehmen, für Sie tragbar sein, könnten Sie mit anderen über Ihre Probleme und Stärken als ADHSler sprechen. Mir macht es immer wieder Mut, wie viel Unterstützung ich bekomme und wie viel Gemeinschaft ich erlebe, wenn ich offen über meine ADHS spreche. Lange bevor es mir nichts mehr ausmachte, meine Geschichte öffentlich zu erzählen, experimentierte ich bei vertrauenswürdigen Freunden und Kollegen mit ein wenig mehr diesbezüglicher Offenheit. Über das Verständnis, das mir entgegengebracht wurde, war ich mehr als angenehm überrascht. Als ich meiner Supervisorin erzählte, dass ich aufgrund meiner ADHS Schwierigkeiten mit bestimmten Aufgaben habe, erzählte sie mir im Gegenzug, dass ihre Tochter ebenfalls ADHS hat. Als ich mit Freunden über meine Diagnose sprach, wurde mir keine Skepsis, sondern Neugier entgegengebracht. Fühlen wir uns sicher genug, uns in einer bestimmten Beziehung zu outen, kann dies potenziell beiden Parteien nützlich sein. Statt die Probleme, die wir haben, beständig zu verbergen, können wir gemeinsam nach Wegen suchen, wie wir die Auswirkungen für alle so gering wie möglich halten.

Suchen Sie sich sichere Räume

Es hat etwas ungeheuer Heilendes und Anregendes, sich in einer Gemeinschaft zu befinden, in der die anderen einen so akzeptieren und lieben, wie man ist. Wenn Sie das lesen und wissen, wer in Ihrem Leben damit gemeint ist, sollten Sie es zu Ihrer Priorität machen, Zeit mit diesen Menschen zu verbringen. Wenn Sie solche Menschen noch nicht kennen, machen Sie sich auf die Suche nach ihnen! Mehr als jemals zuvor tun sich mittlerweile Räume auf, in denen ADHSler ihre Community finden können. Wie verbringen Sie gern Zeit mit anderen? Bei persönlichen Treffen? Oder bevorzugen Sie die praktische Verbindung über Online-Plattformen? Jeden Tag gibt es mehr Möglichkeiten, in Kontakt miteinander zu treten, und glauben Sie mir: Wenn Sie Ihre Community erst gefunden haben, wird das einen großen Unterschied für Sie machen.

Machen Sie sich Ihren Wert und Ihre Stärken bewusst

Die Maske fallen zu lassen ist schwer. Es kann Angst machen. Es kann riskant sein. Und ist uns etwas sehr unbehaglich, wenden wir uns gern von diesem Gefühl ab. So, wie es ist, ist es erschöpfend und laugt uns aus, aber wenigstens kennen wir die Dämonen, gegen die wir kämpfen. Bevor wir beginnen, die Maske fallen zu lassen, kann eine Phase der Selbstreflexion nützlich sein. Machen Sie sich Ihren Wert und Ihre Stärken bewusst. Machen Sie sich ein Bild von sich selbst und betonen Sie dabei die Dinge, die Sie zu einer so unglaublichen Persönlichkeit machen, die Sie einzigartig machen. Während Ihr Selbstvertrauen wächst, kann sich das Fallenlassen der Maske immer weniger furchteinflößend und unbehaglich anfühlen. Die Worte und Meinungen anderer könnten Sie zwar immer noch verletzen, doch sind Sie sich Ihres Werts sicher, piekt dies eher, als dass es wirklich sticht.

Übung: Arbeitsblatt Selbstverständnis

Denken Sie mithilfe des Arbeitsblatts unten über Ihre Stärken und Ihren Wert nach. Dies kann Ihnen dabei helfen, die Umgebungen zu identifizieren, in denen es sicher für Sie ist, die Maske fallen zu lassen.

BESTANDSAUFNAHME POSITIVES SELBSTVERSTÄNDNIS

Meine Lieblingsstärken

Dinge, von denen andere mir sagen, dass ich gut darin bin

Umgebungen, in denen ich mich am authentischsten fühle

Leistungen, auf die ich stolz bin

Kapitel 19

CHRONISCHE ÜBERFORDERUNG

Es waren die letzten Tage eines früheren Jobs, und ich tat alles in meiner Macht Stehende, um mich zu beschäftigen und es so zu vermeiden, ständig auf die Uhr zu sehen, deren Zeiger in Zeitlupe voranschlichen. Plötzlich klingelte mein Handy, auf dem Display stand der Name meines zukünftigen Arbeitgebers. Ich ging in mein Büro, um den Anruf entgegenzunehmen; wahrscheinlich waren noch irgendwelche Formalitäten zu erledigen. Doch statt mit der Bitte um noch mehr Papierkram wurde ich mit folgenden Worten begrüßt: »Meredith, es gibt ein kleines Problem. Wir haben bei Ihrer Universität angerufen, um uns Ihren Abschluss bestätigen zu lassen, und die sagen, sie können Ihren Abschluss in den Akten nicht finden.« Während ich in Panik geriet, versicherte ich der Mitarbeiterin aus der Personalabteilung, es müsse sich dabei um einen Irrtum handeln – ich würde mich darum kümmern und sie zurückrufen. Ich legte auf. Viele Emotionen strömten gleichzeitig auf mich ein, am stärksten aber war die Überforderung. In diesem Augenblick war es mir noch nicht klar, aber es war genau das, die Überforderung, gewesen, die mich überhaupt erst in die unangenehme Situation gebracht hatte.

Ich versuchte zu entscheiden, was als Nächstes zu tun war, und hatte dabei die größte Mühe, mich aus der Schockstarre herauszukämpfen und zum Handeln zu bewegen. Alles, woran ich denken konnte, waren die Fehler, die ich gemacht hatte und die mich jetzt möglicherweise diese Chance auf einen tollen neuen Job kosteten. Denn wissen Sie, die von der Universität hatten sich nicht geirrt – ich hatte keinen Abschluss. Ich hatte zwar alle Seminare dafür absolviert, zum Schluss aber einige wenige noch fehlende bürokratische Hürden einfach nicht genommen.

Die Geschichte, wie ich in diese Lage gekommen war, beginnt und endet mit Überforderung. Ich war noch nie gut in Mathe gewesen, und in meinem ersten Semester an der Uni hatte sich das nicht geändert. Trotzdem meldete ich mich für ein Seminar in Algebra an, das einzige Matheseminar, das ich für meinen Abschluss in Psychologie brauchte. In diesem ersten Semester ließ ich es eher ruhig angehen, und die meisten meiner Proseminare waren ein Kinderspiel. Nicht so allerdings der vermaledeite Algebrakurs. Ich fand ihn so langweilig, dass ich in den ersten beiden Wochen gleich zweimal nicht hinging. Als ich in Woche drei beim ersten Test spektakulär durchfiel, wusste ich, dass ich in Schwierigkeiten steckte. Ich beschloss, gar nicht mehr hinzugehen und es im nächsten Semester noch einmal zu versuchen. Das ging noch zwei Mal so, bevor ich in meinem zweiten Studienjahr den Kopf endgültig in den Sand steckte und entschied, der Kurs sei das Problem meines zukünftigen Ichs. Bis zum Frühling meines Abschlussjahrs gelang es mir, weder an X- noch an Y-Achse auch nur einen einzigen Gedanken zu verschwenden – dann allerdings wurde mir bewusst, dass ich den

Kurs nicht mehr aufschieben konnte. Also schrieb ich mich noch einmal dafür ein, ein letztes Mal, wie ich hoffte.

Als ich zu Kursbeginn den Raum betrat, war es mir dann doch etwas peinlich, die Älteste unter all den Erst- und Zweitsemestern zu sein, aber ich war wild entschlossen, es dieses Mal durchzuziehen und nicht wieder zu verbocken. In den ersten beiden Wochen ging ich auch brav zu jeder Stunde, wobei ich jedoch das Gefühl hatte, der Professor spreche eine Fremdsprache. Wie sich herausstellte, war ich auch in den vier Jahren, in denen ich Mathe komplett aus dem Weg gegangen war, keinen Deut besser in diesem Unterrichtsfach geworden. Die Geschichte wiederholte sich, der erste Test: spektakulär versemmelt. Ich wusste, dass ich mir die Hilfe eines Tutors hätte holen können, hatte zu dieser Zeit aber nicht die leiseste Ahnung, wie ich das auch noch in meinem ohnehin schon hektischen Uni- und Arbeitsalltag unterbringen sollte.

Ich gab den Kurs erneut auf, wusste ich doch, dass meine Universität mich an den Abschlussfeierlichkeiten teilnehmen lassen würde, solange mir nur noch dieser eine Kurs fehlte. Ich würde also mit den anderen auf der Bühne stehen und feiern und mich später um mein Algebraproblem kümmern. Ich überließ es noch einmal meinem zukünftigen Ich, ignorierte dabei allerdings, wie gut mein aktuelles Ich inzwischen darin geworden war, allem, was irgendwie nach Überforderung roch, den Rücken zu kehren.

Ich hatte den Kurs in diesem Sommer tatsächlich nachgeholt und ihn auch bestanden. Wie kam es also, dass ich aus der Personalabteilung meines neuen Jobs angerufen und gefragt wurde, warum ich keinen Uniabschluss vorzuweisen hatte? Mir wurde beinahe übel, als ich schließlich dahinterkam. Ich hatte angesichts des Papierkrams, der notwendig gewesen war, um mein

Studienbuch zu vervollständigen und auch offiziell meinen Abschluss zu bekommen, komplett dicht gemacht. Ich hatte ihn so lange hinausgezögert, bis ich ihn vollständig vergessen hatte. Wieder einmal hatte die Überforderung zugeschlagen, und dieses Mal bestand sogar die Gefahr, dass sie mir einen Strich durch eine wirklich tolle Jobchance machte.

Manchmal stelle ich Spekulationen darüber an, wie mein Leben wohl verlaufen wäre, hätte ich ADHS und chronische Überforderung viel früher verstanden. Hätte ich dann die ganze peinliche Situation mit meinem zukünftigen Arbeitgeber vermeiden können? Ich glaube ja: Hätte ich früher von meiner ADHS gewusst, hätte ich mir auch viel früher Hilfe geholt. Ich kann die Vergangenheit nicht mehr ändern, aber ich kann froh darüber sein, wie viel Glück ich letztlich in der eben beschriebenen unangenehmen Situation hatte. Ich weiß es zu schätzen, dass die Mitarbeiterin aus der Personalabteilung mir Zeit gab herauszufinden, was da schiefgelaufen war. So konnte ich die Bestätigung des erfolgreich absolvierten Algebrakurses anfordern und im Dekanat nachreichen. Binnen einer Woche hatte ich meinen Abschluss – nicht jedoch bevor ich 300 Dollar Eilgebühr entrichtet hatte. Die 300 Dollar taten weh, noch schmerzhafter aber wäre es gewesen, hätte sich mein zukünftiger Arbeitgeber nicht so entgegenkommend gezeigt.

Warum sind ADHSler so häufig chronisch überfordert?

Fragt man einen Menschen mit ADHS an einem beliebigen Tag, wie er sich fühlt, gehört zu den häufigsten Antworten, die man bekommen wird: »Überfordert.« Und während die Antwort Tag für Tag vermutlich die gleiche ist, so können die Gründe dafür doch variieren.

An einem Tag sind wir vielleicht überfordert, weil wir ihn mit unserem Kleinkind auf einer Hüpfburg verbracht haben. Der Lärm und das grelle Licht haben unsere Sinne bombardiert und unsere Geduld untergraben. Wieder zu Hause angekommen war dann alles, was wir wollten, die Augen zu schließen und tief durchzuatmen – wäre da nicht die Unordnung gewesen, die wir hinterlassen haben, als wir hektisch davonstürmten. Oder wir mussten den ganzen Tag bei der Arbeit Entscheidungen treffen, und jede einzelne von ihnen setzte den Teufelskreis des endlosen Grübelns in Gang. Als wir dann abends nach Hause kamen, wieder vor einer Entscheidung standen – was kochen? – und wussten, dass wir anschließend auch noch würden sauber machen müssen, fühlten wir uns wie gelähmt. Oder vielleicht bekamen wir bei der Arbeit auch negatives Feedback und waren danach emotional so aus dem Häuschen, dass wir uns nicht vorstellen konnten, mit irgendetwas weiterzumachen. Also machten wir auch nichts. Und als wir am nächsten Tag dann zur Arbeit kamen, mussten wir nicht nur die für diesen Tag anstehenden Aufgaben erledigen, sondern auch das, was wir am Tag zuvor nicht geschafft hatten. So ging es weiter, und die Folge davon ist: chronische Überforderung.

Die eigentlichen ADHS-Symptome, mit denen wir uns herumschlagen, tragen enorm zu dieser Überforderung bei, doch spielen auch unsere allgemeinen Bewältigungsmechanismen eine große Rolle. Die beiden, die im Zuge meiner Arbeit mit meinen Klientinnen und Klienten dabei am häufigsten zutage treten, sind das People-Pleasing und der Perfektionismus. ADHSler laden sich oft zu viel auf, aber das ist nur ein Teil des Problems. Denn meist sind wir davon überzeugt, dass wir alles, was wir angehen, mit der allergrößten Perfektion zu Ende bringen müssen. Das kann so weit gehen, dass uns allein der Gedanke daran, was alles zu tun ist und dass es natürlich perfekt zu tun ist, heillos überfordert.

Tamara, ein Mitglied meiner Community, beschreibt das folgendermaßen: »Kennen Sie den Film *Everything Everywhere All at Once?* Genau so, wie die Protagonistin sich fühlt, fühle ich mich, wenn ich versuche, Pläne zu machen und Prioritäten in meinem Leben zu setzen. In meinem Kopf beginnt es zu rattern: Was muss ich noch alles erledigen für die Projekte bei der Arbeit, für meine privaten Vorhaben, den Haushalt, das Einkaufen, die Finanzen? Ich muss noch einer Freundin schreiben, duschen und und und. Und ich will alles sofort und gleichzeitig tun, noch in dieser Sekunde, denn alles eilt und ist wahrscheinlich längst überfällig. Und weil es schlicht nicht möglich ist, alles gleichzeitig zu tun, versuche ich herauszufinden, was am dringendsten ist – und das ist dann der Moment, in dem alles zum Stillstand kommt. Ich bin überfordert. Zuerst habe ich noch Hoffnung. Sicherlich kann ich mir da selbst heraushelfen und produktiv sein. Schließlich bin ich ja erwachsen, oder etwa nicht?! Aber warum verkrieche ich mich dann, sehe mir dieselbe Folge von *Law & Order,* die ich schon fünf Mal gesehen habe, zum sechsten Mal an und scrolle dabei durch die sozialen Medien, auf ewig auf der Suche nach *dem* magischen Post, der mir zum Durchbruch verhilft? Und das ist dann im Allgemeinen der Augenblick, in dem die Schuldgefühle einsetzen, ich Angst bekomme und noch tiefer in das Loch namens Überforderung falle, weil sich eine Entscheidung, *jede* Entscheidung unfassbar wichtig und zur gleichen Zeit unmöglich anfühlt.«

Abgesehen von den Symptomen und den sozialen Faktoren gibt es in diesem Zusammenhang noch etwas Wichtiges, das Sie verstehen sollten. Vielen Menschen mit ADHS wurde die Gebrauchsanweisung für ihr Gehirn für den Großteil ihres Lebens vorenthalten. Stellen Sie sich vor, wie frustriert und überfordert Sie sich fühlen würden, hätte man Ihnen beigebracht, wie man ein Auto mit Automatikgetriebe fährt, Sie aber unwissentlich ein Auto mit Schaltgetriebe fahren würden. Es würde Sie mit großer Wahrscheinlichkeit einiges an Zeit, Mühe und Konzentration kosten, das Auto auch nur vom Parkplatz zu bekommen. Es ist kein Wunder, dass wir uns chronisch überfordert fühlen, wenn wir ein Leben lang versucht haben, Dinge auf neurotypische Art zu erledigen.

Die Ursachen der Überforderung und wie Sie sie bekämpfen können

Wenn Sie irgendetwas aus diesem Kapitel mitnehmen, dann bitte das: Begreifen Sie die Ursachen Ihrer Überforderung nicht, werden Sie sich auch nicht aus ihr befreien können. Den Teufelskreis der chronischen Überforderung zu durchbrechen beginnt immer mit der Beantwortung der folgenden Frage: »Warum bin ich heute überfordert?«

Ich liste Ihnen einige der häufigsten Gründe dafür auf, warum sich Menschen mit ADHS überfordert fühlen, ermuntere Sie aber gleichzeitig dazu, über *Ihre* Gründe nachzudenken und die Liste entsprechend zu ergänzen.

Bestimmte biologische Bedürfnisse wurden nicht befriedigt. Als ich noch ein Kind war, drückte sich meine Überforderung meiner Mutter gegenüber häufig darin aus, dass ich aus irgendeinem nichtigen äußeren Anlass heraus fuchsteufelswild wurde. Meist fragte sie mich dann, wann ich das letzte Mal etwas gegessen hatte. Heute weiß ich, wie gut diese Frage war. Die Überforderung, die wir erleben, wird noch niederschmetternder, wenn wir vor lauter

Hunger aggressiv, dehydriert oder nicht ausgeschlafen sind. Auch wenn Sie das Gefühl haben, dass dies nicht der Hauptgrund für Ihre Überforderung ist, sollten Sie sich ausreichend Zeit zum Essen, Trinken und Schlafen nehmen. Dann können Sie den Stier Überforderung mit klarerem Kopf bei den Hörnern packen.

Wir stecken in Paralyse durch Analyse fest. Menschen mit ADHS haben oft Probleme damit, sich zu entscheiden, welcher Aufgabe sie Priorität einräumen sollen. Viele der Optionen scheinen vordringlich, statt uns also zu entscheiden, bleiben wir in der Entscheidungsphase stecken. Bei der Paralyse durch Analyse grübeln wir endlos darüber nach, was als Erstes zu tun ist, und tun schließlich – nichts. Und je länger wir nichts tun, desto überforderter fühlen wir uns.

Wir verharren zu lang im Zustand der emotionalen Dysregulation. Wie viel bekommen Sie normalerweise geschafft, wenn Sie von Emotionen überwältigt sind? Falls Sie auf diese Frage jetzt antworten: »Eine ganze Menge«, dann teilen Sie Ihr Geheimnis doch bitte mit dem Rest von uns. Bei vielen ist es eher so, dass sie nicht die Kraft haben, etwas in Angriff zu nehmen, wenn sie von einer Flutwelle an Emotionen überrollt werden. Ohne funktionierende emotionale Verarbeitungsmechanismen können wir uns nur schwer aus der Überforderung befreien.

Wir sind entscheidungsmüde. Wie ihr Verwandter, die Paralyse durch Analyse, kann auch die Entscheidungsmüdigkeit enorm zur Überforderung beitragen. ADHSler haben oft Mühe, selbst kleine Entscheidungen zu treffen, und werden wir Tag für Tag mit zu treffenden Entscheidungen geradezu bombardiert, kann das im Grunde zu nichts anderem als Überforderung führen.

Unsere Sinne sind überlastet – wir sind überreizt. Menschen mit ADHS sind nicht nur von Aufgaben oder To-do-Listen überfordert. Wir leiden auch häufig an Reizüberflutung. Befinden wir uns in einer Umgebung, in der unsere Sinne nicht zur Ruhe kommen können, fühlen wir uns meist außer Stande, selbst kleine Aufgaben in Angriff zu nehmen.

Uns kommt unser Hang zum Perfektionismus in die Quere. Nicht nur, *was* wir zu tun haben, überfordert uns – auch *wie* wir es unserer Meinung nach tun sollten. Kämpfen wir mit perfektionistischen Tendenzen, fangen wir mit einer Aufgabe möglicherweise gar nicht erst an, weil wir nicht wissen, wie wir sie perfekt hinbekommen sollen. Oder wir machen hinsichtlich unserer Projekte im Namen der unmöglichen Erwartungen gewissermaßen aus jeder Mücke einen Elefanten. Viele von uns versuchen auch Tag für Tag, Dinge zu tun, nur weil sie sie tun sollten. Wenn Sie davon überzeugt sind, tagtäglich eine Million unliebsamer Aufgaben erledigen zu müssen – beispielsweise Ihr Bett zu machen –, werden Sie schon aus purer Langeweile überfordert sein.

Der Weg liegt im Dunklen oder ist mit zu viel Unsicherheit behaftet. ADHSler wissen, was sie tun wollen, sie wissen aber nicht, wie sie es tun sollen. Ist der Weg zum Ziel nicht klar, machen wir uns nur allzu oft erst gar nicht auf die Reise. Beinhaltet er zu viele Schritte, haben wir vielleicht Angst, ihn anzutreten, weil viele Schritte auch viele Möglichkeiten bedeuten, den Fokus zu verlieren oder durch Probleme mit dem Arbeitsgedächtnis auf Abwege zu geraten.

Das Projekt ist mit Emotionen verbunden, die erst verarbeitet werden müssen. Vielleicht ist es nicht zu wenig Zeit, die Sie davon abhält, Ihren Kleiderschrank auszumisten. Vielleicht sind es die vielen impulsiven Kaufentscheidungen, die darin lauern – Kleider, die Sie fast nie getragen haben – und die Schuldgefühle in Ihnen auslösen. Vielleicht wissen Sie auch, dass Sie dabei auf Kleidung aus einer Zeit in Ihrem Leben treffen werden, die Sie am liebsten komplett vergessen würden. Manchmal sind es nicht die Aufgaben selbst, die uns überfordern, sondern die damit verbundenen Emotionen.

Wir schätzen unsere Zeit und unsere Kapazitäten unrealistisch ein. In Kapitel 5 haben wir über Zeitagnosie gesprochen, auch sie kann erheblich dazu beitragen, dass wir uns überfordert fühlen. Wir über- oder unterschätzen, wie viel Zeit wir wirklich haben, laden uns deshalb zu viel auf und sind – überfordert.

Werkzeuge zum Umgang mit Überforderung

Fühlen Sie sich das nächste Mal überfordert, beginnen Sie zunächst mit einigen tiefen Atemzügen. Versuchen Sie, Ihre Gedanken sanft in Richtung Neugier zu lenken. Fragen Sie sich nach dem Grund für Ihre derzeitige Überforderung. Haben Sie ihn erkannt, können Sie es mit einem der folgenden Werkzeuge probieren. Zu Beginn jeder Beschreibung habe ich die Gründe aufgelistet, für die sich das betreffende Werkzeug am besten eignet.

Unternehmen Sie einen kleinen Schritt vom Denken zum Handeln

(Dieses Werkzeug eignet sich, wenn der Weg vor Ihnen unklar ist, wenn Sie in Paralyse durch Analyse feststecken oder entscheidungsmüde sind.)

Viele ADHSler sind ausgesprochen produktive Denker. Das kann unser größter Schatz, aber auch unser größter Fluch sein. Vielleicht haben Sie sich sogar schon davon überzeugt, sich Ihren Weg aus der Überforderung denken zu können, doch glauben Sie mir: Das funktioniert fast nie. Der beste Weg aus der Überforderung ist das Handeln. Wie wir in Kapitel 10 gesehen haben, entsteht die Überforderung meist im Default Mode Network (DMN,

»Ruhezustandsnetzwerk«) in unserem Gehirn. Bewegen wir uns ins Task Positive Network (TPN, »Aktivitätsnetzwerk«), indem wir aktiv werden, wird das DMN ruhiger und wir können das Ventil öffnen und den Druck ablassen, den die Überforderung erzeugt.

Das Druckablassen geschieht allein dadurch, dass wir handeln. Vielleicht haben wir das Gefühl, wir müssten die schwierigste Aufgabe oder die Aufgabe, die logischerweise ansteht, als Erstes in Angriff nehmen, doch wahrscheinlich fällt es uns weniger schwer, die leichteste oder interessanteste Aufgabe zuerst zu erledigen. Fühlen Sie sich von einem Projekt überfordert, suchen Sie sich das Mosaiksteinchen, das mit den niedrigsten mentalen Hürden verbunden ist, und beschäftigen sich mit diesem. Das Dopamin, das durchs Handeln ausgeschüttet wird, kann Ihnen dabei helfen, Ihre Motivation zu steigern und Sie in Schwung zu bringen – der Katalysator, den Sie brauchten, um von der Überforderung weg in den Fluss zu kommen.

Beruhigen Sie Ihr Nervensystem

(Dieses Werkzeug eignet sich bei Überstimulation und emotionaler Dysregulation.)

Wenn Sie merken, dass Sie überreizt oder Ihre Emotionen außer Kontrolle geraten sind, müssen Sie sich zuerst darum kümmern, bevor Sie sich mit Ihrer Überforderung beschäftigen. Zu den Möglichkeiten, Ihr aus dem Gleichgewicht geratenes Nervensystem wieder in Balance zu bringen, gehören das Box Breathing, eine Dusche oder ein Bad, ein Spaziergang in der Natur oder die Meditation. Experimentieren Sie mit diesen Techniken, um herauszufinden, welche von ihnen Ihr Nervensystem herunterregelt und Ihnen den Weg heraus aus der Überforderung ebnet.

Reduzieren Sie Entscheidungszeitpunkte

(Dieses Werkzeug eignet sich bei Paralyse durch Analyse und Entscheidungsmüdigkeit.)

Einer der Gründe, warum die Überforderung für Menschen mit ADHS schnell chronisch wird, besteht darin, dass sich die Entscheidungen, die wir Tag für Tag treffen müssen, häufen und uns sowohl emotional als auch körperlich erschöpfen. Und eine Möglichkeit, dies zu vermeiden, besteht darin, die Gesamtanzahl an Entscheidungszeitpunkten pro Tag zu reduzieren. Unter einem Entscheidungszeitpunkt versteht man den Zeitpunkt, zu dem wir eine Entscheidung treffen müssen, beispielsweise die Entscheidung, was wir anziehen, was wir zum Abendessen kochen oder auch welchen Podcast wir hören.

Überlegen Sie zunächst, welche Zeit am Tag bei Ihnen in der Regel dazu führt, dass Sie überfordert sind. Überlegen Sie dann weiter, welche Entscheidungen ganz abgeschafft, automatisiert oder vereinfacht werden können. Am besten beginnen Sie bei Ihrer morgendlichen Routine. An welchen Punkten kommen Sie häufig nicht weiter? Wenn es die Entscheidung ist, was Sie anziehen sollen, versuchen Sie, sich eine Art Uniform für die Arbeit zurechtzulegen, die Sie Tag für Tag leicht variieren können. Oder Sie überlegen sich für jeden Tag in der Woche ein spezielles Outfit, das sich anschließend Woche für Woche wiederholt. Ist es die Entscheidung, was Sie kochen sollen, die Ihnen schwerfällt, könnten Sie die »Uniformstrategie« auch hier anwenden. Essen Sie jeden Tag das Gleiche zum Frühstück, bis Sie es wirklich nicht mehr sehen können, und überlegen Sie sich dann ein anderes Frühstück. Je weniger Entscheidungen Sie tagtäglich treffen müssen, desto größer ist die Chance, dass Sie sich nicht mehr *immer*, sondern nur noch *manchmal* überfordert fühlen.

Versuchen Sie es mit einem Brain Dump

(Dieses Werkzeug eignet sich bei Paralyse durch Analyse, Perfektionismus, emotionalem Vermeidungsverhalten oder wenn der Weg, der vor Ihnen liegt, unklar ist.)

Wenn Sie die Überforderung von innen nach außen verlagern und sie beispielsweise zu Papier bringen, bekommen Sie einen klareren Kopf und fühlen sich meist schon ein wenig besser. Ein solcher Brain Dump – das Übertragen von Gedanken auf ein Medium wie Papier – muss nicht strukturiert sein, manchmal ist es sogar besser, wenn er es nicht ist. In der einfachsten Form halten Sie schlicht alle Ihre Gedanken bezüglich der Überforderung fest. Ziel ist es, wie oben erwähnt, die Überforderung zu externalisieren, damit Ihnen besser bewusst wird, was geschieht. Vielleicht offenbaren sich beim Schreiben auch gewisse Muster hinsichtlich dessen, was Sie am meisten überfordert. Versuchen Sie anschließend, sich einfache Maßnahmen zu überlegen, die Sie vom Denken ins Handeln bringen.

Experimentieren Sie damit, Entscheidungen spielerisch zu treffen

(Dieses Werkzeug eignet sich bei Paralyse durch Analyse und Entscheidungsmüdigkeit.)

Diese Strategie funktioniert am besten, wenn bei der Entscheidung nicht allzu viel auf dem Spiel steht, denn natürlich wollen wir wichtige Entscheidungen, etwa die für oder gegen einen neuen Arbeitsplatz, nicht dem Zufall überlassen. Bei ganz alltäglichen Entscheidungen kann mit dieser Methode aus einer überfordernden To-do-Liste jedoch im Handumdrehen Aktion werden. Um aus einer Entscheidung ein Spiel zu machen, könnten Sie beispielsweise eine Münze werfen oder – etwas aufwendiger – sich eine Dartscheibe aus Karton ausschneiden, die verschiedenen Möglichkeiten daraufschreiben und dann den Dartpfeil entscheiden lassen, was Sie tun werden. Es gibt mittlerweile sogar Apps, mit denen Sie Aufgaben erfassen können und die dann für Sie die nächste Aufgabe auswählen. Das ADHS-Gehirn liebt Neues und Interessantes – und aus dem Erledigen Ihrer To-do-Liste ein Spiel zu machen ist auf jeden Fall interessant!

Gehen Sie achtsam mit Ihren Kapazitäten um

(Dieses Werkzeug eignet sich bei Perfektionismus, Zeitagnosie und Fehleinschätzung der eigenen Kapazitäten.)

Manchmal ist unsere Überforderung schlicht der Tatsache geschuldet, dass wir zu viel am Hals haben. Da hilft nichts anderes, als einen ehrlichen Blick auf unsere Kapazitäten zu werfen; stellt sich heraus, dass wir bereits maximal belastet sind, dürfen wir uns zum einen nicht noch etwas vornehmen und sollten zum anderen idealerweise sogar etwas von der To-do-Liste streichen. Stellen Sie sich vor, Sie stünden am All-you-can-eat-Büfett, und Ihre Augen seien etwas größer als Ihr Magen. Als Sie sich auf den Weg zurück zum Tisch machen, wird Ihnen bewusst, dass Sie etwas von Ihrem Teller nehmen müssen, wenn Sie nicht wollen, dass alles auf dem Boden landet. Vielleicht legen Sie das Stück Brot wieder zurück, auf das Sie ohnehin nicht so scharf waren, oder den matschigen Brokkoli, den Sie nur genommen haben, weil Sie jeden Tag etwas Gemüse essen sollten. Irgendetwas jedenfalls muss vom Teller, sonst richten Sie eine Riesensauerei an. So schwer es uns auch fällt, unsere Verpflichtungen zu reduzieren: Es ist allemal besser, eine davon aufzugeben, als zu riskieren, dass wir mit allen eine Bruchlandung hinlegen. Achtsam mit den eigenen Kapazitäten umzugehen wird mit der Zeit leichter, wenn wir lernen, Nein zu sagen oder uns Hilfe zu holen. Lesen Sie sich die Strategien bezüglich des People-Pleasings in

Kapitel 16 noch einmal durch, insbesondere die zum Setzen von Grenzen, und entscheiden Sie, was Sie realistischerweise tun können und was nicht.

Beschäftigen Sie sich in den letzten Minuten Ihres Arbeitstags mit morgen

(Dieses Werkzeug eignet sich am besten dazu, zukünftiger Überforderung vorzubeugen. Es hilft bei Paralyse durch Analyse und wenn der Weg, der vor Ihnen liegt, unklar ist.)

Oft fallen uns Entscheidungen leichter, wenn wir sie nicht für den aktuellen Augenblick treffen müssen. Eine Angewohnheit, die Ihr Leben mit Sicherheit positiv verändern wird, besteht darin, die letzten 15 Minuten des Arbeitstags der Arbeit am nächsten Tag zu widmen. Schaffen Sie sich eine Übergangsroutine, bei der Sie die ersten Entscheidungen des nächsten Tags bereits am Vortag treffen. Überlegen Sie sich, welche drei Dinge oberste Priorität haben, und schreiben Sie sie auf Post-its. Bringen Sie diese dann gut sichtbar an. Wenn Sie das schon einmal erledigt haben, werden Sie sich am Folgetag viel weniger überfordert fühlen.

Sprechen Sie mit jemandem

(Dieses Werkzeug ist bei allen Ursachen Ihrer Überforderung einsetzbar.)

Dieser Ratschlag mag jetzt sehr banal klingen, doch manchmal ist es wirklich so einfach. Überforderung ist ein Gefühl wie jedes andere, das davon profitieren kann, benannt und ausgesprochen zu werden. Bitten Sie eine Kollegin oder einen Freund, Ihnen zuzuhören, während Sie Ihre Überforderung verbal verarbeiten. Sie haben niemanden, dem Sie diesbezüglich vertrauen? Versuchen Sie es in diesem Fall mit der Aufzeichnung von Sprachnachrichten, die Sie sich anschließend selbst anhören. Wenn Sie chronisch überfordert sind, hilft Ihnen vielleicht die Arbeit mit einem Therapeuten oder einem Coach. Wenn Sie Ihrer Überforderung eine Stimme geben, offenbaren sich die nächsten Schritte vielleicht wie von selbst.

Übung: Warum bin ich überfordert, und was könnte helfen?

Fühlen Sie sich überfordert, kann das Diagramm unten Ihnen helfen. Suchen Sie sich links die Ursache, die auf Sie zutrifft, und folgen Sie der Linie anschließend zur passenden Strategie rechts.

WARUM BIN ICH ÜBERFORDERT, UND WAS KÖNNTE HELFEN?

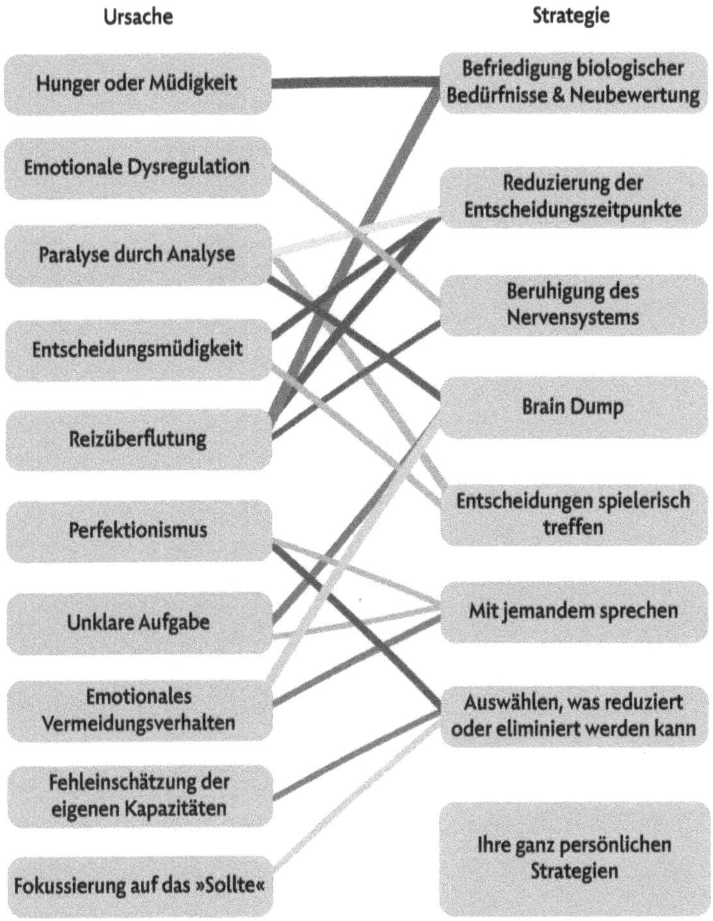

Kapitel 20

ADHS-BURN-OUT

Ich saß an einem wunderschönen Frühlingstag in meinem Auto am Rand des Parks, anscheinend unfähig, auszusteigen und mich für die Kinderwagen-Fitness-Stunde fertig zu machen, die ich gleich geben sollte. Ich scrollte auf meinem Handy herum und versuchte, das Gefühl der Trostlosigkeit und Angst zu vertreiben, das mich angesichts der Aussicht überkam, das zu tun, was ich nun schon seit vier Jahren viermal in der Woche tat.

Ich steckte in diesem Muster schon seit Monaten fest, wusste aber, dieser Tag würde noch schwerer für mich werden. Denn heute musste ich es ihnen sagen – ich musste den Teilnehmerinnen der Fitnessstunde mitteilen, dass ich den Kurs nicht fortführen würde. Ich ahnte, was kommen würde, es lag mir wie ein Stein im Magen. Die Mütter, die sich hier kennengelernt und tiefe Freundschaften geschlossen hatten, würden mir Fragen stellen. Sie würden wissen wollen, ob ich den Kurs wirklich aufgeben musste oder ob ich nicht einfach etwas kürzertreten könnte.

Ich stellte mir selbst Fragen. Wie war ich bloß an diesen Punkt gekommen? Ich hatte so viel Energie in den Kurs gesteckt und war so stolz auf die Community, die ich damit geschaffen hatte. Erst ein Jahr zuvor hatte ich den Franchise-Vertrag verlängert, auf dessen Basis ich die Kurse gab, und war zuversichtlich gewesen, dass die besten Jahre dieser Geschäftsidee noch vor mir lagen. Warum also konnte ich es mir jetzt beim besten Willen nicht vorstellen, auch nur einen Monat länger zu tun, was ich bislang geliebt hatte?

Die Antwort auf diese Frage war simpel und komplex zugleich: Es lag an einem durch ADHS verschlimmerten Burn-out. Zwar erkannte ich in dem Augenblick im Auto, dass ich an Burn-out litt, doch verstand ich erst ein paar Jahre später wirklich, warum mein Gehirn nicht mehr in der Lage war, diese spezielle Geschäftsidee weiter zu verfolgen.

Nicht lange nachdem ich den Kurs aufgegeben hatte, begann ich, mich intensiv mit ADHS zu beschäftigen. Oberflächlich betrachtet war Burn-out die auf der Hand liegende Antwort auf meine Fragen, bei der Frage nach der Ursache des Burn-outs kam ich mit der üblichen Erklärung – Überlastung – aber nicht weiter. Ich hatte mir nicht nur zu viel in den Kalender geschrieben. Ich hatte massiv Misswirtschaft mit meinen Kapazitäten getrieben – und das war meinem mangelnden Verständnis meiner ADHS geschuldet.

ADHS-Burn-out begreifen

Je mehr ich über ADHS und Burn-out erfahren habe, desto mehr wurde mir bewusst, dass ich nicht allein bin. Ich wette, Sie fragen jetzt: »Leidet in unserer modernen Gesellschaft nicht jeder irgendwann an Burn-out?« Und die Antwort auf diese Frage ist wiederum vielschichtig. Allerdings sind die Ursachen für diesen extremen Zustand bei Menschen mit ADHS häufig vielfältiger und komplexer als bei ihren neurotypischen Mitmenschen.

Haben Sie sich schon einmal ausgebrannt gefühlt, ohne groß einen logischen Grund dafür zu haben? Sie waren im Beruf nicht überlastet. In Ihrem Privatleben war zwar so einiges los, aber Sie steckten nicht im Geringsten in einer Krise. Tatsächlich verbrachten Sie manchmal Tage damit, so gut wie gar nichts zu tun, und trotzdem war Ihr Akku irgendwie nie voll. Sollte Ihnen das bekannt vorkommen, haben Sie wahrscheinlich die Art von Burn-out erlebt, für die viele ADHSler so anfällig sind. Diese Art von Burn-out rührt nicht nur von dem Versuch her, nicht zu erfüllenden Ansprüchen gerecht zu werden, sondern setzt sich auch aus all den Kämpfen zusammen, die wir tagtäglich ausfechten müssen. Die konstanten »Mikroherausforderungen«, vor die sich Menschen mit ADHS gestellt sehen, gepaart mit den Herausforderungen, die alle Menschen bewältigen müssen, bedeuten, dass wir in der Regel viel schneller und häufiger ans Ende der Fahnenstange gelangen als unsere neurotypischen Kollegen, Freunde und Nachbarn.

Noch verwirrender ist, dass die Hyperfokussierung, unsere angebliche »Superkraft«, auch eine Stolperfalle sein kann. Wenn auch Sie schon so sehr in ein Projekt vertieft waren, dass Sie den ganzen Tag über vergaßen, etwas zu essen und aufzustehen, um sich etwas zu bewegen, und Ihnen darüber hinaus das Zeitgefühl komplett abhandenkam, wissen Sie, wovon ich spreche. Vielleicht waren Sie so vertieft, dass Sie irgendwann die Lichter im ganzen Gebäude ausgehen sahen und Sie mit Schrecken feststellten, dass Sie schon vor Stunden hätten zu Hause sein sollen. Unsere jeweiligen Anfälle von Hyperfokussierung mögen verschiedenen Handlungsbogen folgen, doch was für gewöhnlich danach geschieht, scheint bei allen ADHSlern gleich zu sein. Die Tage nach einem Anfall von Hyperfokussierung zeichnen sich durch eine ganz andere Intensität aus: durch extreme körperliche und geistige Erschöpfung. Dieser Zustand wird wahrscheinlich noch durch negative Gedanken verschlimmert: Wir reden uns ein, wir sollten eigentlich in der Lage sein, unsere Höchstleistung jeden Tag zu erbringen. Schließlich haben wir gestern bewiesen, dass wir ungeheuer produktiv sein können – wie also kommt es dann, dass wir uns heute zu so absolut gar nichts aufraffen wollen?

Der Zustand der Hyperfokussierung fühlt sich ausgesprochen gut an, wenn wir praktisch nur so durch die Arbeit fliegen; er hat jedoch auch seinen Preis, einen Preis, mit dem wir nicht immer rechnen. Manchmal können wir uns nur schwer wieder aus ihm befreien, was nicht selten dazu führt, dass wir unsere biologischen Bedürfnisse wie Schlaf oder Nahrungsaufnahme vernachlässigen. Dies wiederum kann den Teufelskreis nach sich ziehen, dass wir sehr lange brauchen, um uns vom Zustand der Hyperfokussierung zu erholen. Und leider ist unser modernes Leben nicht so strukturiert, dass wir es uns erlauben könnten, uns nach einer Periode der höchsten Konzentration angemessen auszuruhen.

Doch nicht nur die Hyperfokussierung trägt zu unseren erheblichen Energieschwankungen bei. Frauen mit ADHS, die noch ihre Regelblutung haben, berichten häufig davon, dass bestimmte ADHS-Symptome stark von ihren Hormonen beeinflusst werden. Ich persönlich fühle mich gegen Ende meines Zyklus während der Lutealphase wie ein komplett anderer Mensch. In dieser Zeit vermisse ich die Meredith, die ich in den Wochen davor war: charismatisch, kreativ, fähig, vollständige Sätze zu bilden. Bevor ich begriff, was da in mir vorging, hatte ich von mir erwartet, mich jeden Tag des Monats so zu benehmen wie zu Beginn meines Zyklus in der Follikel- oder präovulatorischen Phase. Verstehen wir unseren Körper und den Einfluss der Hormone auf unsere ADHS-Symptome nicht, führt das unweigerlich zu unrealistischen Erwartungen und einer ganzen Litanei an Selbstvorwürfen. Die meisten Frauen mit ADHS leiden in ihrer Lutealphase noch stärker an Symptomen wie Brain Fog, Konzentrationsschwierigkeiten und einem schlecht funktionierenden Arbeitsgedächtnis. Wissen wir das, können wir uns entsprechend darauf einstellen.

Gelingt es uns doch einmal, uns Zeit zum Ausruhen zu nehmen, sind wir häufig nicht in der Lage, wirklich zu entspannen. Vielleicht wissen Sie, was ich meine, wenn auch Sie sich schon einmal auf einen freien Samstag gefreut haben – nur um sich dann vor dem Computer wiederzufinden und sich endlos Netflix-Trailer anzusehen, weil Sie sich nicht für eine Serie oder einen Film entscheiden konnten. Am Ende gaben Sie auf und machten gar nichts. Irgendwann stellten Sie fest, dass das Wochenende vorbei war, und schimpften sich eine Idiotin, so viel freie Zeit verschwendet zu haben. Unter wirklich erholsamem Ausruhen verstehe ich etwas anderes.

Entscheidungsmüdigkeit und endloses Grübeln machen es uns schwer, uns eine Möglichkeit zum Ausruhen auszusuchen. Durch unsere innere Hyperaktivität kommen unsere Gedanken kaum zur Ruhe, und so steht uns ein weiterer Tag bevor, an dem wir nicht die Regeneration bekommen, die wir so dringend brauchen.

Neben den eigentlichen ADHS-Symptomen, die zu Burn-out beitragen, beeinflussen auch die »Nebenwirkungen« des Lebens mit ADHS unser Verhalten. Wir verbringen unverhältnismäßig viel Zeit damit, über eine Mail nachzudenken, weil wir sicherstellen wollen, dass sie »richtig klingt«. Wir versuchen, uns geschäftlich in den sozialen Medien zu vermarkten, grübeln dabei aber tagelang über »den perfekten Post« nach – den wir dann löschen, weil er einfach nicht »gut genug« ist.

So schaffen wir es dank Perfektionismus, unseren Job und sogar unseren Alltag unnötig kompliziert zu machen. Wir haben ein Problem damit, Arbeit abzuliefern, die hohen Ansprüchen genügt. Das reicht uns nicht, wir verwenden all unsere Zeit und Energie darauf, »Außergewöhnliches« abzuliefern. Diese Neigung kann in unser Privatleben überschwappen und zeigt sich dann in dem Bestreben, ein Bilderbuch-Zuhause vorweisen zu können und ein Bilderbuch-Leben zu leben. Wenn auch Sie sich auf diese Art und Weise unter Druck setzen, brauche ich Ihnen wahrscheinlich nicht zu erzählen, welch große Rolle dies bei Burn-out spielt. Mit der Zeit treiben uns die unmöglichen Erwartungen an uns selbst in den Wahnsinn, und wir können keine Kraft für gar nichts mehr aufbringen.

Ein weiterer wichtiger Faktor ist das People-Pleasing. Wie häufig sagen wir impulsiv Ja zu Dingen, für die wir keine Kapazität haben oder die wir im Grunde nicht wollen. Erfüllen wir Verpflichtungen widerwillig oder aus dem Zustand der chronischen Überforderung heraus, schmälert dies unser zeitliches und emotionales Budget erheblich.

Nicht zu vergessen die Zeitagnosie, wie meine Freundin Trina, ebenfalls Content Creator bei Instagram, betont: »Ich glaube, dass Zeitagnosie viel mit meiner Burn-out-Erfahrung zu tun hat. Ich habe Mühe einzuschätzen, wie lange ich für bestimmte Aufgaben brauche oder wie viel Zeit Dinge, für die ich mich melde, in Anspruch nehmen. So lade ich mir meist zu viel auf, was Angst und Überforderung zur Folge hat. Ich glaube auch, mein Burnout entsteht durch die Art und Weise, wie ich mit meiner Zeit und Energie umgehe. Bei mir ist Burn-out quasi programmiert, weil ich ›leichte‹ Aufgaben aufschiebe, um sie später dringlich für mich zu machen. Ich versuche immer wieder, mir selbst einen Dopaminschub zu verpassen, indem ich absichtlich chaotische Situationen herbeiführe. Und dieser Zyklus aus Chaos und Überforderung bringt mich immer wieder ins Burn-out. Burn-out hat schon großen Einfluss auf mein Leben gehabt und mich – vorhersehbar – auch körperlich krank gemacht. Ich muss Tag für Tag gegen Burn-out ankämpfen und sehr aufpassen, worauf ich meine Zeit und Energie verwende.«

Es mag den Eindruck erwecken, die Chancen, Burn-out zu vermeiden, stünden nicht gut, wenn Sie ADHS haben. Doch es gibt auch eine gute Nachricht. Wenn Sie Ihre Sicht auf Ihre Kapazitäten und Ihren Umgang mit Ihnen verändern, können Sie Ihr Leben so strukturieren, dass Sie den Teufelskreis durchbrechen.

Richtig mit den eigenen Kapazitäten umgehen und Burn-out vorbeugen

Zu Beginn meiner Karriere als ADHS-Coach musste ich noch oft daran denken, wie meine Beschäftigung als Fitnesskursleiterin geendet hatte. Ich wurde an die schmerzliche Zeit meines Burn-outs erinnert und war fest entschlossen, es dieses Mal nicht so weit kommen zu lassen. Ich wusste, dass ich zunächst meine Sicht auf Burn-out ändern musste, bevor ich andere nachhaltige Veränderungen herbeiführen konnte. Wollte ich vermeiden, erneut in den Teufelskreis des Burn-outs zu geraten, durfte ich mich bezüglich meiner Regeneration nicht mehr auf Pausen und Urlaube allein verlassen.

Mit diesen Gedanken im Hinterkopf machte ich mich daran, meinen Job so zu strukturieren, dass meine ADHS-Besonderheiten mit berücksichtigt waren. Ich überdachte, was Produktivität und Beständigkeit für mich bedeuteten, und gewöhnte mir an, regelmäßig meine Kapazitäten zu überprüfen. Veränderten sich meine täglichen Bedürfnisse durch externe und interne Faktoren, nahm ich entsprechende Anpassungen vor. Das bedeutete einen längeren Atem: Ich musste auf langfristigen statt auf kurzfristigen Erfolg setzen.

So erzielte ich Wachstum zwar langsamer, wurde dafür aber mit länger anhaltender Zufriedenheit belohnt. Dadurch, dass ich mir meine Neigungen als ADHSlerin bewusst machte und sie in meinem Berufsleben berücksichtigte, konnte ich ein Burn-out vermeiden, von dem ich mich früher nur schwer wieder erholt hatte. Zugleich bekam ich die Motivation, die ich brauchte, um den Pfad, für den ich mich berufen fühlte, weiter zu verfolgen. Sehen wir uns also Möglichkeiten an, wie auch Sie Burn-out vermeiden können.

Vergessen Sie in energiereichen Phasen und bei der Hyperfokussierung Ihre biologischen Bedürfnisse nicht

Sprechen wir über Selbstfürsorge und Regeneration bei Burn-out, denken wir in der Regel nur an die Phasen, in denen es uns an Energie mangelt. Dabei gehört zu den wichtigsten Dingen, in den energiereichen Phasen sicherzustellen, dass wir unseren biologischen Bedürfnissen gerecht werden, um die Auswirkungen der folgenden Erschöpfungsphase zu mildern. Wir müssen aufhören, Mahlzeiten auszulassen und Schlaf »aufzuschieben«, auch und gerade im Zustand der Hyperfokussierung.

Sorgen Sie für diese Phasen vor, indem Sie nährstoffdichte Mahlzeiten und Snacks bereithalten. Die Versuchung, eine Mahlzeit auszulassen, kann sehr groß sein, zu kochen oder etwas zu bestellen kann uns als viel zu zeitaufwendig erscheinen. Darüber hinaus haben viele ADHSler in diesem Zustand Mühe, Hungersignale zu erkennen. Aus diesem Grund ist es wichtig, kleine Mahlzeiten vorrätig zu haben, die wenig oder gar keine Zubereitungszeit erfordern. Vielleicht ist es für Sie auch eine Option, sich einen Wecker zu stellen, der Sie ans Essen erinnert.

Wenn wir uns auch in energiereichen Phasen um unsere körperlichen Bedürfnisse kümmern, vermeiden wir Perioden, in denen es uns an Energie mangelt, zwar nicht, mildern aber ihre Auswirkungen ab.

Schaffen Sie sich Übergangsroutinen für ausreichend Schlaf

In den Phasen, in denen wir vor Energie platzen möchten, haben wir oft auch Mühe, ausreichend Schlaf abzubekommen. Unser Gehirn kommt nicht zur Ruhe, die Gedanken kreisen und es fällt uns schwer, von diesem Gedankenkarussell abzuspringen. Um dagegen vorzugehen, können Sie sich Übergangsroutinen schaffen, die Ihrem Gehirn signalisieren, dass es nun an der Zeit ist, sich allmählich aus dem Zustand der Hyperfokussierung zu lösen.

Wie Sie diese Übergangsroutinen gestalten, ist Ihnen überlassen; wichtig ist nur, dass sie, wie der Name schon sagt, den Übergang von einer Phase zu einer anderen markieren. Viele Menschen mit ADHS berichten davon, dass ein Spaziergang am Ende des Arbeitstags es ihrem Gehirn gestattet, Erlebtes zu verdauen, wodurch es leichter zur Ruhe kommen kann. Andere finden einen Brain Dump hilfreich, da er ihnen Sicherheit verschafft, ihre Konzentration loszulassen. Ihren Gedanken durch ein Ritual den Weg aus Ihrem Kopf zu ermöglichen, kann endlosem Grübeln beim Zubettgehen vorbeugen und so dafür sorgen, dass Sie leichter einschlafen.

Achten Sie auch in Phasen der Energielosigkeit auf die Bedürfnisse Ihres Körpers

Nun haben wir uns darum gekümmert, unsere körperlichen Bedürfnisse in den Phasen hoher Energie und intensiver Konzentration nicht zu vernachlässigen; jetzt müssen wir uns bewusst machen, dass wir dies natürlich auch tun müssen, wenn es uns an Energie mangelt und wir mit unseren ADHS-Symptomen zu kämpfen haben.

Eine der größten Stolperfallen für ADHSler ist die, dass wir in energiearmen Phasen gewissermaßen mit dem Kopf durch die Wand wollen. Dann machen wir beispielsweise Gebrauch von Einschüchterungstaktiken in Form von Selbstvorwürfen, um in die Gänge zu kommen. Allerdings funktioniert diese Form der negativen Verstärkung wenn überhaupt nur kurzfristig. Langfristig ist sie der schnellste und sicherste Weg zur absoluten Erschöpfung. Wollen wir wirklich aus dem Teufelskreis des Burnouts ausbrechen, müssen wir auf unsere Ressourcen achten und sorgsam mit ihnen umgehen. Die folgenden Strategien helfen Ihnen dabei, zu Zeiten, in denen Ihre Ressourcen am stärksten begrenzt sind, das Beste aus ihnen zu machen.

Folgen Sie dem »Ampelsystem«

Mit dem Ampelsystem können Sie Ihre Energieressourcen einschätzen und entsprechend mit ihnen haushalten. Halten Sie beispielsweise in einem Tagebuch fest, wie sich ein »Rot-Tag« für Sie anfühlt: Möglicherweise sind Sie erschöpft, Sie haben kaum oder gar keine Energie. Haben Sie herausgefunden, was einen »Rot-Tag« zu einem »Rot-Tag« macht, legen Sie fest, was Sie an solchen Tagen schaffen sollten. Für den einen bedeutet das vielleicht nicht mehr als Körperhygiene, essen, schlafen. Für den anderen ist vielleicht noch enthalten, sich um die Bedürfnisse der Familie zu kümmern oder kleinere berufliche Aufgaben zu erledigen.

Überlegen Sie dann, wie ein »Gelb-Tag« aussehen könnte. An »Gelb-Tagen« fühlen Sie sich vielleicht ganz gut, haben aber immer noch Mühe, sich zum Erledigen der Aufgaben auf Ihrer To-do-Liste zu motivieren. Sie haben zwar ein wenig Energie, trotzdem fällt es Ihnen schwer, Aufgaben anzustoßen. Haben Sie eine gute Vorstellung davon, was einen »Gelb-Tag« für Sie ausmacht, erstellen Sie eine Liste von Aufgaben, aus denen Sie zusätzlich zum Minimum an »Rot-Tagen« auswählen können. Wenn Sie diese Aufgaben vorher festlegen, hilft Ihnen das bei Entscheidungsmüdigkeit. Gehen Sie »Gelb-Tage« mit Vorsicht an und planen Sie mehrere Pausen ein, damit Sie nicht Gefahr laufen, in den roten Bereich zu rutschen.

Überlegen Sie schließlich, wie ein »Grün-Tag« für Sie aussieht. Erstellen Sie eine Liste längerfristiger und komplexerer Aufgaben, die Sie in Zeiten aufgefüllter Energiereserven in Angriff nehmen können. Wenn Sie Ihren Ressourcen auf diese Art und Weise Respekt zollen, können Sie auf lange Sicht so mit ihnen umgehen, dass Sie Ihren physischen und psychischen Bedürfnissen gerecht werden und das Risiko eines Burn-outs minimieren.

Definieren Sie Ausruhen neu

Viele Menschen mit ADHS haben eine recht eingeschränkte Vorstellung vom Ausruhen. Sie glauben, es bedeute lediglich, nicht arbeiten oder familiären Verpflichtungen nachkommen zu müssen. Allerdings ist die Sache für uns meist komplizierter. Da sitzen wir dann stundenlang auf der Couch, scrollen auf dem Handy herum und sind am Ende noch erschöpfter als vorher. Dabei haben wir doch gar nichts »getan«! Aus diesem Grund ist es wichtig, dass wir uns »bewusster« ausruhen und erkennen, wann wir uns auf eine bestimmte Art ausruhen müssen. Im Folgenden finden Sie verschiedene Modalitäten des Ausruhens sowie Situationen skizziert, in denen sie Ihnen dienlich sein könnten.

Körperliche Ruhe. Die vielleicht direkteste Form des Ausruhens: Sie gönnen Ihrem Körper Ruhe, wenn Sie sich erschöpft fühlen. Sie machen beispielsweise ein Nickerchen oder gehen so lange früher zu Bett, bis Sie sich wieder frischer fühlen.

Ruhe für die Sinne. Überstimulation oder Reizüberflutung kann für ADHSler zu einem großen Problem werden und enorm zu Burn-out beitragen. Befinden Sie sich in einer Umgebung, in der Ihre Sinne stark gereizt werden, ist es wichtig, dass Sie in Ihrer Freizeit Dinge unternehmen, die Ihr Nervensystem beruhigen. Überlegen Sie, welche Aktivitäten Sie erden und Ihnen inneren Frieden schenken. Viele Menschen finden es ausgesprochen erholsam, allein Zeit in der Natur zu verbringen. Vielleicht schaffen Sie sich aber auch in den eigenen vier Wänden einen Bereich, in dem Ihre Sinne zur Ruhe kommen können.

Emotionale Ruhe. Spüren Sie das schwere Gewicht der mentalen Last, die Sie tragen, besonders stark, ist es vielleicht an der Zeit, sich emotional auszuruhen. Wir halten meist viel Platz für andere frei, sowohl bei der Arbeit als auch in unserer Rolle als Familienmitglied. Hinzu kommen noch das beständige Hereinströmen schlimmer Nachrichten und die beständige Versuchung, Medien zu konsumieren. Haben Sie das Gefühl, Ihr emotionales Reservoir sei erschöpft, sollten Sie Ihrem mentalen Wohlbefinden unbedingt Priorität einräumen. Nehmen Sie sich eine Auszeit von den sozialen Medien. Wählen Sie eher leichte und lustige Unterhaltung. Teilen Sie Freunden und Familie mit, worüber Sie im Augenblick lieber nicht sprechen möchten, weil

Übung: Optionen fürs Ausruhen

Nutzen Sie die folgende Tabelle, um das Beste aus Ihrer freien Zeit zu machen und Ihren Akku effektiver aufzuladen. Finden Sie zunächst heraus, welche Art von Ruhe Sie am dringendsten benötigen, und wählen Sie anschließend eine Maßnahme aus den Zeilen darunter aus. Ich habe Ihnen bereits einige Möglichkeiten aufgelistet, doch nur Sie wissen, welche Maßnahmen Ihnen wirklich helfen. Füllen Sie die Spalten und Zeilen mit Ihren Ideen für effektives Ausruhen; sollten Sie ins Grübeln kommen, wie Sie Ihre kostbare Freizeit am besten nutzen, können Sie jederzeit auf die Tabelle zurückgreifen.

Körperliche Ruhe	**Ruhe für die Sinne**	**Emotionale Ruhe**	**Erkundungsfreudige / spielerische Ruhe**
Früh zu Bett gehen	*Meditieren*	*Tagebuch führen*	*Eine neue körperliche Aktivität ausprobieren*
Massage / Akupunktur	*Benachrichtigungen ausschalten / offline gehen*	*Zeit in der eigenen Community verbringen*	*An einem neuen Ort spazieren gehen*

es Sie zu sehr belastet und auslaugt. Und denken Sie immer daran: Sie können sich nicht um andere kümmern, wenn Sie sich nicht zuerst um Ihre eigenen emotionalen Bedürfnisse gekümmert haben.

Erkundungsfreudige/spielerische Ruhe. Eine Ursache für Burn-out bei ADHSlern, die häufig übersehen wird, ist die Unterstimulation. Nehmen wir unsere alltäglichen Verpflichtungen als zu langweilig oder zu banal wahr, verfällt unser Gehirn in Apathie. Fühlen Sie sich erschöpft von zu viel Monotonie, profitieren Sie mit Sicherheit von der erkundungsfreudigen oder spielerischen Ruhe. Legen Sie sich ein neues Hobby zu, melden Sie sich für einen Workshop an, erlernen Sie eine neue Sprache, beschäftigen Sie sich mit einem Thema, das Sie fasziniert. Gönnen Sie es sich, in Ihrer Freizeit Ihren Interessen nachzugehen, denn das Banale führt bei Menschen mit ADHS früher oder später garantiert zu Burn-out.

Kapitel 21

AUFGEBEN VON ZIELEN

Es war der erste Tag des Frühlingssemesters, und ich verspürte das vertraute Gefühl heilloser innerer Unordnung. Auf dem Weg zu meinem nächsten Seminar sprintete ich die Treppe hinauf, denn ich war wie üblich zu spät. Meine innere Stimme teilte mir netterweise mit, wie schlampig ich doch wieder gewesen war, dass ich jetzt nicht wusste, wohin genau ich musste. Ich war als Campusberaterin angestellt worden, eine Position, die ich mir seit meinem ersten Jahr an der Uni sehnlichst gewünscht hatte. Bevor ich sie übernehmen konnte, musste ich an einem Seminar teilnehmen, um mich darauf vorzubereiten und die anderen Berater kennenzulernen. Campusberater ist eine Führungsposition, und da sprintete ich nun meines Wegs, zu Recht befürchtend, ich würde schon am ersten Tag einen grauenhaften Eindruck hinterlassen.

So leise ich nur konnte öffnete ich die Tür zum Seminarraum, in der Hoffnung, ich könnte mich unbemerkt hineinschleichen – und fand alle Teilnehmer in einem Kreis auf dem Boden sitzend vor. Die Seminarleiterin begrüßte mich mit einem deutlich hörbaren verärgerten Unterton in der Stimme und ließ mich wissen, dass sie gerade ein Kennenlernspiel zum Eisbrechen spielten. Beschämt setzte auch ich mich und versuchte, mich auf den aktuellen Stand zu bringen.

Eine der Eisbrecherfragen lautete: »Was ist dein größter Lebenstraum?« Schlagartig wich meine Beschämung freudiger Aufgeregtheit. *Endlich kann ich mal glänzen*, schoss es mir durch den Kopf. Denn wenn jemand etwas vom Träumen verstand, dann ich. Ich versuchte, meinen Kommilitoninnen und Kommilitonen aufmerksam zuzuhören, gab aber auf, als ich zum x-ten Mal »Ich will eine erfolgreiche Anwältin/ein erfolgreicher Anwalt werden« hörte. Ab da konnte ich mich nur noch auf die Träume konzentrieren, die mir seit der Frage im Kopf herumwaberten. Ich überlegte gerade, welchen davon ich nun auswählen sollte, als sich plötzlich ein ganz neuer Traum materialisierte, einer, an den ich noch nie zuvor gedacht hatte. Ich wollte einen gemeinnützigen Verein für Teenager mit einer chronischen Erkrankung gründen, über den sie Unterstützung von ebenfalls Betroffenen bekommen konnten. Das war er! Der perfekte Traum, der zeigte, wie empathisch, entschlossen und ausdauernd ich doch war. Damit vergaß bestimmt jeder im Raum, dass ich zu spät gekommen war.

Als ich schließlich an der Reihe war, präsentierte ich mein neues Lebensziel, ohne auch nur einen Augenblick zu zögern. Ich verkaufte es so gut, dass ich beinahe selbst glaubte, schon seit Jahren auf diesen Traum hingearbeitet zu haben. Ich ging binnen Minuten von: »Schön, euch kennenzulernen« zu: »Ich erzähle euch jetzt meine Lebensgeschichte« über, berichtete davon, dass man bei mir kurz vor der Uni ein Anfallsleiden diagnostiziert habe und wie verloren und allein gelassen ich mich deswegen gefühlt hatte. Ausgesprochen emotional teilte ich meinem Publikum mit, dass diese Erfahrung mich zu meiner wahren Berufung geführt habe: zur Gründung eines gemeinnützigen Vereins für Teenager und junge Erwachsene mit einer chronischen Erkrankung, in dem sie Kontakt miteinander aufnehmen und Unterstützung finden konnten.

Hinterher kamen mehrere der anderen Teilnehmer auf mich zu und sagten mir, wie sehr sie sich durch meine Mission inspiriert fühlten. Ich strahlte und sonnte mich in diesem positiven Feedback. Plötzlich jedoch fiel mir auf, dass meine Zimmergenossin mich seltsam ansah. Leicht verärgert löste ich mich von meinen Bewunderern und ging mit ihr hinaus.

»Sag mal ... wie kommt es, dass ich erst jetzt von diesem deinem neuesten Traum höre?«, fragte sie mich. »Letzte Woche hast du noch von etwas völlig anderem gesprochen.«

»Na gut«, gab ich zu. »Ich hab's mir gerade erst ausgedacht, aber ich glaube wirklich, dass das jetzt mein Ziel ist.« Ich versuchte, überzeugend zu klingen, konnte aber das Gefühl nicht abschütteln, dass ich hier bezüglich meiner sich ständig ändernden Ziele und Ideen irgendwie zur Rede gestellt wurde. Das tat weh, beschwor aber einen Gedanken über mich selbst herauf, der noch viel mehr wehtat. Ich mochte eine große Träumerin sein – eine große In-die-Tat-Umsetzerin war ich nicht.

Danach erhielt ich meinen Traum vom gemeinnützigen Verein noch eine Weile am Leben, irgendwann jedoch wurde er durch den Traum vom Spa mit integrierter Kinderbetreuung ersetzt. Diesem Traum folgte der vom Innenspielplatz mit Coffee Shop. Ich erzählte meinen Freunden und meiner Familie von all diesen Träumen und wurde von ihnen auch stets ermuntert. Doch mit jedem Jahr, das ich älter wurde, nahm die Begeisterung meiner Umgebung ab. Ich weiß nicht, was meine Mitmenschen über mich dachten, nehme aber an, es war etwas wie: »Meredith redet viel und tut nichts.«

Warum ADHSler ihre Ziele oft nicht umsetzen können

Einer meiner Lieblingsorte auf diesem Planeten ist ein Raum voller ADHSler im Brainstorming-Modus. Es haut mich immer wieder um, wie viele Ideen und wie viel Kreativität neurodivergente Gehirne hervor- und aufbringen können, wenn sie sich inspiriert fühlen. Doch leider sind viele ADHSler, die ich kenne, nur allzu gut mit dem ungeheuer schmerzlichen Gefühl vertraut, von brillanten Ausbrüchen geradezu überschwemmt zu werden, sich gleichzeitig aber nicht in der Lage zu fühlen, die Ideen tatsächlich auch durchzuziehen. Das ADHS-Gehirn liebt es, sich im ideenerzeugenden Raum aufzuhalten, doch fehlt es uns häufig an den exekutiven Funktionsfähigkeiten, diese Ideen auch in die Tat umzusetzen.

Warum aber sehen sich so viele Menschen mit ADHS außerstande, sich ihre wahren Talente zunutze zu machen? Die Antwort auf diese Frage ist vielschichtig, doch gibt es einige Fallen, in die wir alle zusammen immer wieder tappen.

Hundert Prozent Idee, null Prozent Umsetzung

Der erste ADHSler, der herausfindet, wie man aus »Ideen haben« ein lukratives Business macht, ebnet allen anderen ADHSlern den Weg zum Reichtum. Ich habe noch nie einen Menschen mit ADHS kennengelernt, der es nicht liebte zu denken, zu fragen und nach Gründen zu forschen. Das ist etwas sehr Wertvolles. Das Problem dabei ist nur, dass wir über die Denkphase meist nicht hinausgelangen. Ist es an der Zeit zu handeln, verharren wir bewegungslos. Vielleicht sind wir überfordert damit, wie wir anfangen sollen, vielleicht haben wir aber auch so viel Zeit damit verbracht, über unsere Idee nachzudenken, dass uns darüber langweilig geworden ist. Es fehlte uns an Dopamin, das uns dazu motivierte weiterzumachen. Ich könnte die Aufzählung der Gründe endlos verlängern, doch egal warum wir nicht ins Handeln kommen, das Ergebnis ist immer dasselbe: ein weiteres gescheitertes Projekt auf der Liste in unserem Kopf. Und je länger diese Liste wird, desto mehr schwindet unser Selbstvertrauen, jemals irgendeinen unserer Träume Wirklichkeit werden zu lassen.

Keine Vorstellung von der Zukunft

Viele Menschen mit ADHS leben im Hier und Jetzt. Wir können zwar artikulieren, was wir von der Zukunft erwarten, doch hat unser Gehirn ein Problem damit, sich vorzustellen, wie das, was wir heute tun, uns morgen helfen könnte. Die mangelnde Fähigkeit, zukünftigen Belohnungen einen hohen Wert zuzuschreiben, wird in der Psychologie auch als Temporal Discounting bezeichnet – wir ziehen kurzfristige Belohnungen langfristigen Zielen vor.

Unser Gehirn ist so programmiert, dass es der sofortigen Belohnung durch die Erfüllung dessen, was wir uns *jetzt* wünschen, Priorität über den größeren Lohn einräumt, der in der Zukunft auf uns wartet. Aus diesem Grund entscheiden wir uns für die gemütliche Couch und das Smartphone, über das wir sofortigen Zugang zu Stimulation erhalten – im Gegensatz zu den langweiligen Fleißaufgaben, die als notwendiges Übel zum Erreichen unserer Ziele dazugehören.

Selbstsabotage durch nicht regulierte Emotionen

Alle sprechen über Ziele. Aber worüber anscheinend niemand sprechen will, ist, wie schlichtweg furchtbar es sich zuweilen anfühlt, auf diese Ziele hinarbeiten zu müssen. Klar kennen wir jede Menge Sprichwörter darüber, wie wichtig es ist, hart zu arbeiten; allerdings helfen die uns nicht dabei, wirklich zu begreifen, wie steinig der Weg zum Erfolg sein kann. Der Stachel der Zurückweisung, wenn wir uns auf eine Stelle bewerben und abgelehnt werden. Das Gefühl der Scham, wenn uns beim Verfolgen einer neuen Geschäftsidee plötzlich bewusst wird, wie viele solcher Ideen vorher bereits gescheitert sind. Und selbst wenn wir unsere Ziele in die Tat umsetzen und sich daraus neue Möglichkeiten ergeben, lauert da immer noch das hässliche Impostor-Syndrom auf uns.

Mit diesen emotionalen Schwierigkeiten haben natürlich nicht nur Menschen mit ADHS zu kämpfen, aber wir empfinden sie meist stärker. ADHSler stürzen sich oft aufgeregt in neue Situationen und werden dann von der Intensität der Emotionen, die mit Veränderung und Wachstum einhergehen, regelrecht überrollt. Ohne die richtigen Werkzeuge, mit denen wir unsere Fähigkeit der Emotionsregulation verbessern können, ist es für uns vielleicht zu schmerzhaft, uns auf das, was wir uns wünschen, zuzubewegen.

Das ideengenerierende Gehirn – bester Freund und schlimmster Feind

Über ein Gehirn zu verfügen, das praktisch pausenlos Ideen hervorbringt, kann erhebend und frustrierend zugleich sein. Wir haben eine neue Idee und kommen in die Gänge, wir machen Pläne und unternehmen etwas. Das läuft ganz gut, wir erleben kleine Erfolge. Das süße Gefühl des großen Erfolgs hat sich hingegen noch nicht eingestellt. Und eines Nachts, gegen drei Uhr morgens, werden wir von unserem Gehirn geweckt, weil es gerade eine neue absolut geniale Idee hat. Am nächsten Tag können wir dann an nichts anderes denken, als unseren Kurs zu ändern und diese neue Idee zu verfolgen.

Das kennt auch Lana, ein Mitglied meiner Community: »Ich gehe vielen Dingen gleichzeitig nach und schäme mich immer dafür, wenn Leute mitbekommen, dass ich schon wieder etwas Neues angefangen habe«, sagt sie. »Ich habe Angst, sie denken, ich sei zu unstet, oder dass meine Sprunghaftigkeit sie nervt.« Ist unsere Sicht von der Freude über ein neues Ziel getrübt, sehen wir meist nicht, dass sich unser vorheriger Traum bald verwirklicht hätte, wären wir nur noch ein bisschen länger an ihm drangeblieben.

Der Kampf mit der Organisation

Der Weg von unserem jetzigen Ist-Zustand zu unserem Traum ist häufig mit unliebsamen Aufgaben und organisatorischen Schwierigkeiten gepflastert. Dabei müssen ADHSler wissen, dass die größten Hürden auf dem Weg zu unserem Ziel meist die sind, mit denen wir zuerst konfrontiert werden. Um uns für das Graduiertenprogramm zu bewerben, müssen wir uns zunächst durch haushohe Stapel an verwirrendem Papierkram arbeiten. Um ein Unternehmen zu gründen, müssen wir nicht minder viele kleinteilige Aufgaben erledigen, die unsere Geduld und unser Selbstvertrauen auf die Probe stellen. Stellen Sie sich das wie eine nervtötende Umleitung durch mehrere Baustellen zu Beginn einer langen Autofahrt vor. Führt der Weg zu dem, was wir wollen, über Dinge, die uns nur wenig interessieren und die uns kaum lohnend erscheinen, ist es uns manchmal unmöglich, die Reise fortzusetzen.

Vom Tagträumer zum Traumjäger – aber wie?

Als ich die Diagnose ADHS noch nicht hatte, gehörten zu den Dingen, die mir am meisten wehtaten, meine aufgegebenen oder nicht verfolgten Ziele. Als ich allmählich verstand, wie sich ADHS auf mein Leben auswirkte, war ich enttäuscht, dass ich dieses Wissen nicht früher besessen hatte. Gleichzeitig jedoch zeigte sich ein ganz neuer Optimismus bezüglich meiner Zukunft. Dieses Gefühl der Hoffnung war schließlich stärker als die Angst und die Scham, die ich empfand, es »ein letztes Mal« mit einer neuen Idee zu versuchen. Nachdem ich die Gebrauchsanweisung für mein Gehirn gefunden hatte, rückten meine Träume ein wenig näher in Reichweite. Ich bin ungeheuer dankbar dafür, dass ich mich meiner ADHS stellen und mir die Art Leben schaffen konnte, die ich mir immer schon gewünscht habe.

Wenn Sie sich nach Jahren der Irrungen, Wirrungen und Enttäuschungen von Ihren sehnlichsten Wünschen abgewandt haben, möchte ich Sie dazu ermuntern, daran zu glauben, dass auch Sie es vom Tagträumer zum Traumjäger schaffen können. Fragen Sie sich selbst, was alles möglich sein kann, jetzt, da Sie sowohl Ihre Probleme als auch Ihre Stärken besser verstehen. Erlauben Sie es sich zu glauben, dass mit neuem Wissen auch neue Ergebnisse möglich sind. Lassen Sie uns dies im Hinterkopf behalten, während wir uns nun damit beschäftigen, wie es Ihnen gelingen kann, nicht nur von Ihren Zielen zu träumen, sondern sie auch zu erreichen.

Investieren Sie ein wenig Zeit in Vorlagen und Automatisierungsvorgänge

Diesen Rat haben Sie vermutlich schon öfter gehört, und tatsächlich ist er es wert, unter das ADHS-Mikroskop gelegt zu werden, damit wir uns anschauen können, wie er an unsere speziellen Bedürfnisse angepasst werden kann. Die Automatisierung ist für ADHSler aus mehreren praktischen Gründen hilfreich. Unter Vorlagen verstehe ich hier vorgefertigtes Schriftliches wie Mails oder Tabellen, die man verschiedentlich nutzen kann. Mit nur wenigen kleinen Änderungen – etwa dem Eingeben des Empfängernamens – kann man ein und dieselbe Mail dann in verschiedenen Situationen verwenden. Sie können es sogar so einrichten, dass die Automatisierung auf Ihrem digitalen Endgerät automatisch abläuft. Ein Beispiel dafür ist das Speichern Ihrer Passwörter in Ihrem Internet-Browser oder einem Passwort-Manager; so müssen Sie sie nicht jedes Mal aufs Neue eingeben. Solche Instrumente helfen Ihnen dabei, sich nicht zu viel merken zu müssen, und sie bewahren Sie davor, mit Miniaufgaben bombardiert zu werden, die Ihnen die Konzentration rauben. Am wichtigsten aber ist, dass durch Vorlagen und Automatisierungen Platz auf der kognitiven Festplatte frei wird, den wir dann wiederum fürs Verfolgen unserer Ziele nutzen können. Scheuen wir uns, von Selbstzweifeln geplagt, beispielsweise vor der Kundenakquise, kann eine vorgefertigte Mail bereits die größten Hürden, die uns vom Tätigwerden abhalten, aus dem Weg räumen. Wir können mehr Energie ins Regulieren unserer Emotionen stecken, wenn wir nicht darüber nachgrübeln, wie wir es denn nun am besten formulieren. Schnelles Agieren ist für Menschen mit ADHS ausgesprochen wichtig.

Und das lässt sich nicht nur auf das Verfolgen beruflicher Ziele anwenden. Wollen Sie sich beispielsweise regelmäßig bewegen, könnten Sie sich einer Fitnessgruppe anschließen. Ein Fitnesskurs zu einer festgelegten Zeit entlastet Sie kognitiv, und Sie können sich besser mit den Gefühlen auseinandersetzen, die ein verändertes Verhalten unweigerlich mit sich bringt.

Suchen Sie in Ihrer Vergangenheit Hinweise für Ihre Zukunft

Nehmen Sie sich etwas Zeit, um sich Ihre vergangenen Erfahrungen anzusehen, wenn Sie auf ein Ziel hinarbeiten. Halten Sie die Punkte fest, an denen Sie stecken geblieben sind. Wo sind Sie hingegen weitergekommen? Was hat Ihnen dabei geholfen? Was hat Sie dazu gebracht, Ihr Ziel aufzugeben? Exerzieren Sie das einige Male durch und suchen Sie nach Mustern. Menschen mit ADHS sind oft großartig darin, Muster zu erkennen, sie suchen sie aber meist nicht in Situationen, die ihrem zukünftigen Ich helfen könnten.

Doch hören Sie an dieser Stelle noch nicht auf. Führen Sie ein Brainstorming durch und halten Sie für den Fall, dass Sie wieder stecken bleiben, alle Ideen für nützliche Strategien und Unterstützung fest. Bringen Sie diese Ideenliste dort an, wo Sie sie häufig sehen. Es wird Ihnen viel leichter fallen, entsprechende Strategien zu finden, wenn Sie mit dem Verfolgen Ihres Ziels noch ganz am Anfang stehen. Später sind Sie wahrscheinlich zu überfordert dazu.

Gewöhnen Sie sich ganz allmählich ans Aushalten

Die meisten, die sich schon einmal mit dem Thema persönliche Entwicklung beschäftigt haben, sind mit dem Rat: »Fühl dich wohl damit, dass du dich auch einmal nicht wohlfühlst« bestens vertraut. Kein schlechter Rat, nur müssen wir ihn wieder unter die ADHS-Lupe nehmen.

Auf dem Weg zu persönlichem Wachstum wird es sicherlich zahlreiche unbequeme Augenblicke geben, Augenblicke, in denen wir uns ganz bestimmt nicht wohlfühlen, und wir müssen akzeptieren, dass das einfach dazugehört. Darüber hinaus müssen Menschen mit ADHS aber auch akzeptieren, dass sie dieses

Unbehagen stärker und öfter empfinden als ihre neurotypischen Mitmenschen. Aus diesem Grund müssen wir uns der Fähigkeit, auch einmal etwas aushalten zu können, langsam nähern. Treiben wir uns diesbezüglich zu oft zu weit, wird sich statt des Fortschritts, den wir uns wünschen, nur ein emotional dysreguliertes Nervensystem zeigen. Wir müssen daran arbeiten, unsere Ressourcen richtig einzuschätzen, und uns die Zeit nehmen, die wir brauchen, um innezuhalten und unsere Emotionen zu verdauen. Vielleicht steht beispielsweise eine Telefonkonferenz in Ihrem Kalender, die Ihnen ohnehin schon Unbehagen bereitet, weil sie das Impostor-Syndrom bei Ihnen auslöst. Dann ist es vielleicht nicht die beste Idee, zehn weitere Leute zu dieser Konferenz einzuladen, weil Sie sich auf dem Weg zu Ihrem Ziel dadurch eine größere Reichweite versprechen. Nähern Sie sich solchen neuen Erfahrungen langsam, üben Sie nicht zu großen Druck auf sich selbst aus und bereiten Sie sich in Ihrer eigenen Geschwindigkeit auf größere Schritte vor.

Wählen Sie Ziele, die in Ihren Kernwerten wurzeln

Manchmal besteht das Problem nicht darin, dass wir auf dem Weg zu unserem Ziel stecken bleiben; manchmal haben wir uns von vornherein das falsche Ziel ausgesucht. Nach Jahren der Maskierung unserer ADHS und nachdem wir uns jahrelang dem »Sollten« der Gesellschaft unterworfen haben, fühlen wir uns häufig aus dem Gleichgewicht geraten. Dann handeln wir vielleicht aus dem Bedürfnis heraus, anderen unseren Wert beweisen zu wollen, statt im Einklang mit unseren wahren Wünschen und Werten.

Wenn Sie auf dem Weg zu Ihrem Ziel von diesem Weg abkommen, kann dies unterschiedliche Gründe haben. Doch bevor Sie sich auf die Fehlersuche begeben, sollten Sie sich erst einmal fragen, ob das Ziel überhaupt das richtige für Sie ist. Warum haben Sie sich dieses Ziel gesetzt? Mit welchen Ihrer Kernwerte steht es im Einklang? Welche Kernwerte haben Sie überhaupt? Wenn Sie diese Fragen nicht mit Bestimmtheit beantworten können, sollten Sie sich fragen, wie Sie auf diesen Weg geraten sind. Es ist verwirrend und tut weh, feststellen zu müssen, dass man die Träume anderer verfolgt hat statt seiner eigenen; es kann aber andererseits auch außerordentlich befreiend sein, das zu erkennen.

Holen Sie sich Hilfe für die Durststrecke

Zu den schwierigsten Zeiten für ADHSler gehören die, in denen wir Aufgaben erledigen müssen, die mit großer Anstrengung, aber geringer Belohnung verbunden sind, und in denen wir unserem Ziel anscheinend kaum näher rücken. Wir müssen erst einmal die Fühler ausstrecken oder die organisatorischen Hürden einer Geschäftsgründung nehmen, was sich jedoch nicht gleich bezahlt macht. Oder wir quälen uns durch die ersten Wochen eines neuen Sportprogramms, sind aber nach dem Laufen noch ebenso aus der Puste wie am ersten Tag, können weder einen Gewichtsverlust noch eine Muskelmassenzunahme verzeichnen. Ein gewaltiger Muskelkater scheint der einzige Effekt unseres Trainings zu sein.

Unser Gehirn will im Hier und Jetzt leben, und ist dieses Jetzt schrecklich, geben wir nur allzu gern auf. Holen Sie sich für diese Durststrecken Hilfe. Heuern Sie einen Coach an, suchen Sie sich einen Freund, der mitmacht und dem Sie Rechenschaft schuldig sind, schließen Sie sich Menschen an, die an ähnlichen Projekten arbeiten. Auf diese Weise schaffen Sie es leichter zu dem Teil der Strecke, in dem sich erste Erfolge zeigen.

Übung: Arbeitsblatt Ziele

Dieses Arbeitsblatt hilft Ihnen beim Brainstorming von Ideen, wie Sie Ihr ADHS-Gehirn beim Verfolgen von Zielen unterstützen können.

SO UNTERSTÜTZE ICH MEIN ADHS-GEHIRN BEIM VERFOLGEN VON ZIELEN

Wofür kann ich Vorlagen erstellen, was kann ich automatisieren?

Welche Strategien helfen mir, unliebsame Aufgaben zu erledigen?

Wie kann ich mit Ablenkungen und dazwischenfunkenden Ideen umgehen?

Wie helfe ich mir selbst bei intensiven Emotionen?

Was kann ich tun, um Burn-out vorzubeugen?

Suchen Sie sich Ihre Community

Wie wichtig eine Community für ADHSler ist, kann ich gar nicht oft genug betonen. Ihr gegenüber fühlen wir uns verantwortlich. Sie verwurzelt uns in unseren Werten. Sie macht die Dinge wieder interessant, wenn unserem Gehirn bei längerfristigen Projekten langweilig zu werden droht. Eine solche Community kann verschiedene Formen annehmen, digital ebenso wie analog. Suchen Sie sich, was Sie brauchen, und vertrauen Sie auf die Stärke anderer, wenn Ihnen Hindernisse und Selbstzweifel das Leben schwer machen.

SCHLUSSGEDANKEN

Wird ADHS nicht erkannt, falsch verstanden oder nicht behandelt, kann das tatsächlich verheerende Auswirkungen auf unser Berufsleben, unsere Beziehungen und unser Selbstverständnis haben. Was aber nicht bedeutet, dass wir den Schwierigkeiten, die mit ADHS verbunden sind, machtlos ausgeliefert wären. Lernen wir, unser Gehirn zu verstehen, und machen wir uns die Vorgänge darin bewusst, vermittelt uns dies eher das Gefühl, wir hätten es bei ADHS mit einer Andersartigkeit statt mit einem Defizit zu tun. Und mit dieser Andersartigkeit gehen wertvolle Talente und Stärken einher.

Einige Menschen mit ADHS sind wahrscheinlich traurig darüber, dass sie das nicht schon früher im Leben erfahren haben, andere sind möglicherweise erleichtert, weil alles plötzlich Sinn ergibt. Doch eines haben wir alle gemeinsam: die Chance, mit diesem neuen Wissen Veränderungen herbeizuführen – für uns selbst und für diejenigen, die sich nach uns auf dieser Reise befinden.

Nun, da Sie am Ende dieses Buchs angekommen sind, möchte ich Sie dazu ermuntern, innezuhalten und ein wenig über die Narrative nachzudenken, die Sie sich über sich selbst angeeignet haben und die mit den neuen Informationen über ADHS jetzt umgeschrieben werden können. Sie haben häufig den Job gewechselt – aber sind Sie deshalb wirklich sprunghaft? Können Sie sich nicht vielmehr für vieles begeistern und gut an veränderte Umstände anpassen? Sind Sie wirklich zu empfindlich und leicht verletzlich – oder besitzen Sie nur mehr Intuition und Empathie als andere?

Durch das Umschreiben unserer inneren Narrative können wir uns von dem Kind, das »zu viel redet«, zu einem leidenschaftlichen Vordenker wandeln. Wir können unsere intensiven Emotionen als Werkzeug für positive Veränderungen nutzen. Wir können uns durch unsere (Aufmerksamkeitsdefizit-/Hyperaktivitäts-)»Störung« zum Störer, zum Disruptor, im besten Sinne des Wortes entwickeln.

An alle ADHSler da draußen: Die Welt braucht Gehirne wie die euren. Innovation, Wachstum und Veränderung brauchen Menschen, die Verbindungen zwischen Punkten sehen, die andere nicht sehen. In unfairen Situationen und Strukturen braucht es Menschen, die Ungerechtigkeiten mit einem unbestechlichen Gerechtigkeitsempfinden bekämpfen. Also: Heißen Sie den von der Norm abweichenden Träumer in sich willkommen und gestalten Sie sich Ihr Leben so, wie Sie es sich wünschen.

ANMERKUNGEN

Kapitel 1

1 Claire McCarthy, M.D., »Driving for Teens with ADHD: What Parents Need to Know«, *Harvard Health Blog, Harvard Health Publishing*, 30. August 2019, https://www.health.harvard.edu/blog/teens-withadhd-and-driving-what-parents-need-to-know-2019083017633.

Kapitel 2

1 CDC, »ADHD Throughout the Years«, Centers for Disease Control and Prevention, 27. September 2023, https://www.cdc.gov/ncbddd/adhd/timeline.html.

2 John J. Ratey, M.D., und Eric Hagerman, *Spark: The Revolutionary New Science of Exercise and the Brain* (Boston, MA: Little, Brown Spark, 2013).

3 Jackie Andrade, »What Does Doodling Do?« *Applied Cognitive Psychology* 24, Heft 1 (27. Februar 2019): 100–106. https://doi.org/10.1002/acp.1561.

Kapitel 3

1 Brunkhorst-Kanaan et al., »ADHD and Accidents over the Life Span – A Systematic Review«, *Neuroscience and Biobehavioral*

Reviews 125 (Juni 2021): 582–591. https://doi.org/10.1016/j.neubiorev.2021.02.002.

2 Chardée A. Galán, MS, und Kathryn L. Humphreys, Ph.D., EdM, »ADHD and Substance Use: Current Evidence and Treatment Considerations«, *Psychiatric Times* 34, Heft 8 (2. August 2017). https://www.psychiatrictimes.com/view/adhd-and-substance-use-current-evidence-and-treatment-considerations.

3 Mitchell et al., »A Pilot Trial of Mindfulness Meditation Training for ADHD in Adulthood: Impact on Core Symptoms, Executive Functioning, and Emotion Dysregulation«, *Journal of Attention Disorders* 21, Heft 13 (4. Dezember 2013), 1105–1120. https://doi.org/10.1177/1087054713513328.

Kapitel 4

1 Russell A. Barkley, Ph.D., *Taking Charge of Adult ADHD: Proven Strategies to Succeed at Work, at Home, and in Relationships*, 2. Aufl. (New York: Guilford Press, 2021).

2 Rångtell et al., »A Single Night of Sleep Loss Impairs Objective But Not Subjective Working Memory Performance in a Sex-Dependent Manner«, *Journal of Sleep Research* 28, Heft 1 (31. Januar 2018). https://doi.org/10.1111/jsr.12651.

3 Brunkhorst-Kanaan et al., »ADHD and Accidents over the Life Span – A Systematic Review«, *Neuroscience and Biobehavioral Reviews* 125 (Juni 2021): 582–591. https://doi.org/10.1016/j.neubiorev.2021.02.002.

Kapitel 5

1 Weissenberger et al., »Time Perception Is a Focal Symptom of Attention-Deficit/Hyperactivity Disorder in Adults«, *Medical Science Monitor* 27:e933766-1 (17. Juli 2021). https://doi.org/10.12659/msm.933766.

Kapitel 6

1 Shelly J. Lane und Stacey Reynolds, »Sensory Over-Responsivity as an Added Dimension in ADHD«, *Frontiers in Integrative Neuroscience* 13 (6. September 2019). https://doi.org/10.3389/fnint.2019.00040.

2 Anne Trafton, »How We Tune Out Distractions«, MIT News, Massachusetts Institute of Technology, abgerufen am 29. August 2023, https://news.mit.edu/2019/how-brain-ignores-distractions-0612.

Kapitel 9

1 Reimherr et al., »Types of Adult Attention-Deficit/Hyperactivity Disorder: A Replication Analysis«, *The Journal of Clinical Psychiatry* 81, Heft 2 (17. März 2020) 21798. https://doi.org/10.4088/jcp.19m13077.

Kapitel 10

1 Edward M. Hallowell, M.D., und John J. Ratey, M.D., *ADHD 2.0: New Science and Essential Strategies for Thriving with Distraction – from Childhood through Adulthood* (New York: Ballantine Books, 2021).

Kapitel 11

1 Jessica R. Lunsford-Avery und Scott H. Kollins, »Editorial Perspective: Delayed Circadian Rhythm Phase: A Cause of Late-Onset Attention-Deficit/Hyperactivity Disorder Among Adolescents?« *Journal of Child Psychology and Psychiatry, and Allied Disciplines* 59, Heft 12 (3. September 2018): 1248–1251. https://doi.org/10.1111/jcpp.12956.

2 Christine Blume, Corrado Garbazza und Manuel Spitschan, »Effects of Light on Human Circadian Rhythms, Sleep and

Mood«, *Somnology* 23, Heft 3 (20. August 2019): 147–156. https://doi.org/10.1007/s11818-019-00215-x.

Kapitel 13

1 Nazar et al., »The Risk of Eating Disorders Comorbid with Attention-Deficit/Hyperactivity Disorder: A Systematic Review and Meta-Analysis«, *International Journal of Eating Disorders* 49, Heft 12 (15. November 2016): 1045–1057. https://doi.org/10.1002/eat.22643.

Kapitel 15

1 William Dodson, M.D., LF-APA, »3 Defining Features of ADHD That Everyone Overlooks«, *ADDitude,* 18. Januar 2018, https://www.additudemag.com/symptoms-of-add-hyperarousal-rejection-sensitivity/.

DANKSAGUNG

Zuerst möchte ich meinen drei Kindern dafür danken, dass sie mich jeden Tag aufs Neue daran erinnern, ganz Unglaubliches tun zu können – wenn wir uns nur auf unsere Interessen und Stärken konzentrieren und unser Leben außerhalb gewöhnlicher Bahnen in die Arme schließen.

Als Nächstes gilt mein Dank meinem Mann, für seine Unterstützung, seine Beständigkeit und seine Unbeschwertheit in den vergangenen rund 20 Jahren. Danke fürs Akzeptieren aller Kehrtwendungen und für die unzähligen Stunden, die du damit verbracht hast, mir beim Erzählen meiner neuen Ideen zuzuhören.

Auch meinen Eltern möchte ich danken. Ihr habt vielleicht nicht erkannt, dass ich ADHS habe, aber was ihr erkannt habt, war meine unersättliche Neugier. Ich danke euch dafür, dass ihr es mir erlaubt habt, all die Hobbys zu erkunden und all das zu lernen, was ich lernen wollte. Ihr habt mir auch in schwierigen Zeiten dabei geholfen, meine Stärken und meinen Wert zu sehen, und dafür werde ich euch ewig dankbar sein.

Ich danke allen Mitgliedern des Hummingbird Hive und all den Klientinnen und Klienten, die ich über die Jahre begleiten durfte. Ihr inspiriert mich mit eurer Widerstandskraft, mit eurer

Kreativität und eurer Empathie. Ich danke euch, dass ihr mir vertraut und mich an eurer Reise zu einem besseren Verständnis von ADHS teilhaben lasst.

Danke an all meine unglaublichen Freunde. Ihr habt gelernt, meine (nicht einmal Korrektur gelesenen) Texte für euch zu übersetzen. Ich bin unendlich dankbar dafür, dass ich mich in eurer Gegenwart so sicher fühle, dass ich die Maske fallen lassen kann. Ganz besonders möchte ich den Mitgliedern von team FAH und Momchat danken: Durch unsere beinahe täglich stattfindenden Gespräche fühlte ich mich durch alle Höhen und Tiefen hindurch verbunden.

Zudem gilt mein Dank den Mitgliedern der ADHS-Content-Creator-Community sowie all den außergewöhnlichen Coaches und Therapeuten, die ich in der ganzen Welt kontaktiert habe. Ihr erinnert mich beständig daran, dass unsere Arbeit ungeheuer viel bewegen kann, wenn wir uns zusammentun, statt miteinander zu konkurrieren.

Den Mitarbeitern von Hay House danke ich dafür, dass sie an dieses Buch geglaubt haben, sowie für ihr umsichtiges Feedback beim Entstehungsprozess.

Und schließlich möchte ich den Menschen danken, die mich in den sozialen Medien unterstützt haben. Eure Kommentare, eure Direktnachrichten und das Teilen meiner Inhalte motivieren mich mehr, als ihr euch vorstellen könnt. Durch euch wird mir jeden Tag bewusst, dass meine Arbeit wichtig ist und Einfluss hat.

ÜBER DIE AUTORIN

Meredith Carder ist ADDCA-zertifizierter ADHS-Coach und Social-Media-Creator. Sie hat einen Bachelor in Psychologie und einen Master in Betriebswirtschaft. Als multiinteressierte Erwachsene mit ADHS beschloss Meredith, eine Ausbildung zum ADHS-Coach bei der Attention Deficit Disorder Coach Academy (ADDCA) zu absolvieren, nachdem sie gesehen hatte, wie positiv sich die Beschäftigung mit ADHS sowohl auf ihr als auch auf das Leben ihrer Töchter auswirkte. Sie ist passionierte Läuferin, wandert gern und verbringt mit ihrem Mann und ihren drei Kindern generell gern Zeit im Freien.
www.meredithcarder.com

REGISTER

1. Auflage

produktsicherheit@penguinrandomhouse.de
(Vorstehende Angaben sind zugleich Pflichtinformationen nach GPSR)

First Published in 2024 in the United Kingdom by:
Hay House UK Ltd, 1st Floor, Crawford Corner, 91–93 Baker Street, London W1U 6QQ
Tel: +44 (0)20 3927 7290; www.hayhouse.co.uk

Projektleitung: Eva M. Salzgeber
Übersetzung: Ulrike Kretschmer, München
Redaktion: Ulrike Kretschmer, München
Gesamtproducing: Dr. Alex Klubertanz, Haßfurt

Druck und Bindung: GGP Media GmbH, Pößneck
Printed in Germany

FSC www.fsc.org
MIX
Papier | Fördert gute Waldnutzung
FSC® C014496

ISBN 978-3-517-10383-9
www.suedwest-verlag.de